新时代上海市卫生健康文化建设优秀案例选编

中共上海市教育卫生工作委员会
上海市卫生健康委员会 编
上海市医务工会

文汇出版社

图书在版编目（CIP）数据

新时代上海市卫生健康文化建设优秀案例选编 / 中
共上海市教育卫生工作委员会，上海市卫生健康委员会，
上海市医务工会编 . -- 上海：文汇出版社，2025.3.
ISBN 978-7-5496-4460-5

Ⅰ. R199.2

中国国家版本馆 CIP 数据核字第 2025VQ2850 号

新时代上海市卫生健康文化建设优秀案例选编

编　　者 / 中共上海市教育卫生工作委员会
　　　　　　上海市卫生健康委员会
　　　　　　上海市医务工会
责任编辑 / 甘　棠
封面设计 / 陈瑞桢

出版发行 / **文汇**出版社
　　　　　　上海市威海路 755 号
　　　　　　（邮政编码 200041）
经　　销 / 全国新华书店
照　　排 / 上海歆乐文化传播有限公司
印刷装订 / 上海颛辉印刷厂有限公司
版　　次 / 2025 年 3 月第 1 版
印　　次 / 2025 年 3 月第 1 次印刷
开　　本 / 720×1000　1/16
字　　数 / 310 千
印　　张 / 21.75

书　　号 / ISBN 978-7-5496-4460-5
定　　价 / 88.00 元

编者的话

　　为全面贯彻落实党的二十大精神和习近平文化思想，传播卫生健康文化新理念，建设上海卫生健康文化新高地，营造全社会关心支持卫生健康事业繁荣发展的新局面，按照国家卫生健康委《关于进一步加强新时代卫生健康文化建设的意见》要求，市教卫工作党委、市卫生健康委、市医务工会联合开展了上海市卫生健康系统优秀文化建设实践案例征选活动。《新时代上海市卫生健康文化建设优秀成果案例选编》就是这个和征选活动的结晶，通过这次活动，挖掘了一批具有影响力、创新性、示范性、引领性，并在行业内具有可复制性、可推广性的卫生健康文化实践案例，希望上海卫生健康系统各单位能学习借鉴，坚持以人民健康为中心，探寻建设上海卫生健康文化的新路径新办法，不断取得上海卫生健康文化建设新成就。

2024 年 11 月

目　录

精神文明创建

卫生健康文化推广

文化品牌塑造

公立医院高质量发展新文化

典型示范引领

医疗文明服务改善

海派中医文化传播

精神文明创建

培育医院"心服务"，传递医疗"心温度"

——暖心服务品牌项目孵化三年行动计划（2021—2023）

复旦大学附属肿瘤医院

2021 年，复旦大学附属肿瘤医院开启创建第七届全国文明单位的征程，坚持精神文明建设围绕中心、服务大局，把文明创建各项工作贯穿医院管理全过程各环节；坚持文明创建利民惠患，把持续提升患者就医感受，涵养成医院每位医疗服务从业者的行动自觉。主动推出"暖心服务品牌孵化三年行动计划（2021~2023）"（下文简称为：三年行动计划），通过搭建参与平台、优化工作机制、形成服务品牌、做好经验总结，使文明创建成果润泽患者心田，推动医务人员在孵化暖心服务品牌、在提升患者就医暖心、安心、贴心的文明创建活动中，提高精神境界、丰润道德滋养。

一、坚持问题导向，孵化"心级服务"

"三年行动计划"坚持以问题为导向，聚焦肿瘤患者治疗全周期中的"急难愁盼"问题，以孵化病人可感知的暖心、安心、贴心服务举措为宗旨，围绕数字化应用场景建设、利患惠民流程再造、"微小"服务创新、拓展医疗服务"半径"四大板块，通过"立项开题 – 拨付经费 – 孵化培育 – 成效评价 – 选树典型 – 宣传推广" 6 大环节，做好全过程管理，累计孵化 94 项"心服务"。其中，重点培育孵化项目 52 项，经网友投票、专家评审，三年间共评选出 30 个具有社会美誉度、医疗"心温度"、专科特色的系列"暖心服务品牌"。

例如，放疗党支部为解决传统放疗画线会因患者出汗、洗澡等原因而变浅或脱落，影响放疗的精准性问题，以传统画线贴膜和纹身技术相结合破解难题，让患者在放疗期间更舒心；病理党支部开展的数字化助力病理就诊便捷就医项目，利用数字化平台，将服务举措贯穿病理就诊全周期，切实解决患者在病理就诊过程中"问题多、往返多"的难点、痛点问题；头颈外科充分利用"互联网+""AI"等科技手段，深度拓展科室公众号平台功能，实现精准"智能随访"，使远在外地的患者，仅需上传当地报告，凭借AI解读，就能给出初步诊疗建议，减少患者奔波；心理医学科依托"复肿心理"公众号，开展"心灵树洞"项目，患者用语音留言或文字与项目组进行心灵倾诉，心理科医护团队在48小时内，对患者留言逐条回复，满足肿瘤患者的"心需要"。

因此，医院门诊及住院患者的满意度，在近三年第三方测评中，成绩在行业内名列前茅。

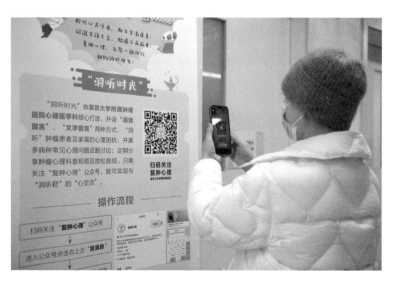

"洞听时光"暖心服务品牌项目满足肿瘤患者"心需要"

二、坚持党建引领，涵养行动自觉

"三年行动计划"坚持以高质量党建引领高水平文明创建，形成党支部、窗口部门、护理单元共同参与的工作机制，鼓励"跨科室"、"联合支部"的方式，解决"孤岛效应"，通过联合攻关，用信息化技术、人文关怀等承载"温度"的小创造、小发明，不断扩大医疗服务半径，解决群众就医过程中的"急难愁盼"以及新需要。在暖心服务品牌孵化活动中，提高全院医务职工"创心"服务的意识和本领，形成改善患者就医体验的行动自觉，丰润道德滋养。

三、坚持选树典型，形成社会效应

"三年行动计划"坚持一边孵化培育，一边选树典型。多个项目的"小发明"和创新举措，获得国家实用新型专利或创新成果奖。病理党支部的《"镜"下有深度，服务有温度——数字化助理病理就诊便捷就医》项目、头颈外科的《智能随访服务——甲状腺肿瘤术后康复"云管家"》项目荣获复旦大学"优秀医疗服务品牌"奖项、"健康上海行动"优秀案例。

"三年行动计划"的经验做法、工作成效，在中央及本市多家主流媒体屡获报道，赢得社会广泛好评。

"金色向日葵"灿烂盛放　筑起文明靓丽风景线

上海市第六人民医院金山分院

上海市第六人民医院金山分院近 90 年深厚文化底蕴熏陶下，积极培育践行社会主义核心价值观，2014 年成立"金色向日葵"志愿服务队，898 名志愿者携手走过 10 余年志愿路，沐浴金色，向阳而生，筑起文明靓丽风景线。

打造"微品牌"，扩充志愿服务"维度"

"金色向日葵"志愿服务队下设 10 个小分队，形成特色志愿服务品牌，1994 年成立"战高温急诊帮班"项目并延伸推出"志愿 + 学习"模式，青年队员前往急诊帮班学习。2019 年成立"三叶草门诊导医"社会志愿队伍，开展报告打印、取号等服务，用笑脸温暖患者，至今共参与志愿服务 1023 人次，累计服务患者 4568 人次。

提升"战斗力"，凝练志愿服务"丰度"

常态化开展导诊咨询、健康教育等服务，住院患者陪检、出院回访等累计服务时长逾 1.4 万小时，服务群众逾 35 万人次；积极带动囊括临床、医技、护理等领域专家骨干加入志愿队；开展"健康直通车"、PICC 维护进社区等"党建 + 志愿"特色服务；每年开展大型义诊、科普活动近百场，受益人群近 4 万人次。

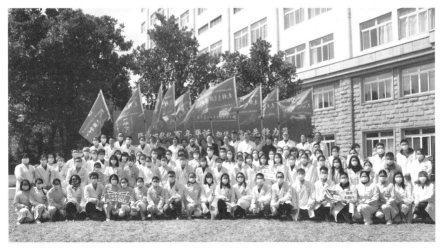

开展"百名党员、百场义诊、百次科普"志愿服务活动

关注"新热点"，加快志愿服务"速度"

针对时事热点话题、事件，将医学知识亲民化，医院官方公众号、视频号推出"鑫医话健康""科普加油站"专栏，以朴实的语言回应热点健康问题。累计发布科普文章 400 余篇、科普视频 300 余条，浏览量超 200 万。

扩大"朋友圈"，拓宽志愿服务"广度"

定期前往医联体社区卫生服务中心开展义诊咨询、培训讲座、查房会诊等服务，形成帮扶带动共发展模式，提升基层医疗技术水平与服务能力。打造区域化党建"花海医家""健康驿站"等志愿服务品牌，将"健康红利"送入社区、村居、企业、学校、养老院。截至目前，线下服务人群逾 15 万人次，累计服务时长 6 万余小时。

"金色向日葵"志愿服务队以"心"为灯，拓宽服务渠道，创新服务举措，拉近医民距离，将和谐、友善融入工作生活，为百姓健康、生活"划重点"，受到社会各界好评。

"骑士驿站"：守护城市骑士的健康港湾

上海市宝山区庙行镇社区卫生服务中心

在快速发展的城市脉动中，骑手小哥如同城市的血液，穿梭于大街小巷，为千家万户传递着温暖与便捷。然而，长时间的奔波与高强度的工作，也让他们的身心健康面临着严峻挑战。

为积极响应党的二十大精神和习近平文化思想中关于保障民生、促进健康中国的号召，庙行镇社区卫生服务中心创新性地设立了"骑士驿站"，以实际行动践行"弘扬高尚行业精神，繁荣卫生健康文化"的主题，为骑手小哥这一特殊群体构建了一个"冷可取暖、热可避暑、渴可饮水、累可歇脚"集健康服务、人文关怀于一体的温馨港湾。

一、骑士驿站，打造专属健康空间

"骑士驿站"位于庙行镇社区卫生服务中心的"一米阳光"便民服务区域，驿站内，配备了基础的医疗设施，如血压计、血糖仪及急救包；针对骑手容易出现摔倒擦伤等情况，进一步丰富了创可贴、酒精、碘伏、棉签、纱布等医用品；为应对夏日酷暑，特别增设了防暑降温、防蚊止痒、止泻等应急药品，确保骑手小哥在突发身体不适时能够得到及时有效的初步处理。此外，中心每月为骑手小哥提供一次中医诊疗和慢病管理，为骑手们的健康保驾护航。驿站还定期更新健康宣传手册，普及职业健康知识，增强骑手的自我保健意识。

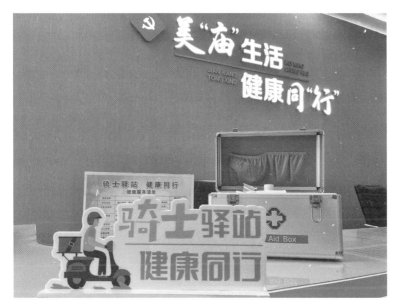

骑士驿站

二、创新模式，推广家庭医生签约服务

为了进一步加深与骑手小哥的健康联系，自 7 月以来庙行镇社区卫生服务中心特别举办了两场骑手小哥专场家庭医生签约服务活动，到目前为止累计服务 52 人次，签约 11 人。活动现场气氛热烈，医护人员以热情的态度和专业的知识，向骑手小哥们详细讲解了家庭医生签约服务的内容、流程及优势，包括优先就诊、健康咨询、慢性病管理等全方位的健康管理服务。通过签约，骑手小哥能够享受到更加便捷、连续、综合的健康服务，为他们的健康筑起一道坚实的防线。

三、党群联合，构建多方服务覆盖

为进一步提升服务效能，庙行镇社区卫生服务中心与庙行镇社区党群服务中心紧密合作，共同推出"'庙'享健康'卫'您而来——卫生健康服务进党群阵地"专项活动。专场举办健康讲座和义诊活动，针对快递小哥的职业特点，提供个性化的健康指导和咨询服务，帮助他们更好地预防和控制职业病。

未来，庙行镇社区卫生服务中心将继续秉承"以人民健康为中心"的发展理念，不断探索更多创新服务模式，为更多群体提供高质量的健康服务，共同推动健康中国建设迈向新台阶。

以数字孪生平台推进文明建设的创新实践

同济大学附属同济医院

在数字化转型的浪潮中，公立医院如何借助科技力量实现高质量发展，成为医疗行业关注的热点。同济大学附属同济医院以其前瞻性的视角和扎实的实践，通过搭建沪上公立医院首个文明创建数字孪生平台，为这一议题提供了令人耳目一新的答案。这一平台不仅标志着同济医院在文明创建管理上的重大突破，更为公立医院的数字化转型树立了新的标杆。

一、文明创建数字孪生平台探索的背景与意义

随着信息技术的飞速发展，数字孪生技术逐渐从工业制造领域渗透到医疗管理中。同济医院敏锐地捕捉到了这一趋势，决定将其应用于文明创建工作，通过数字孪生技术实现文明创建行为的全面映射与交互。这一举措不仅突破了传统管理模式的瓶颈，还极大地提升了管理效能，使文明创建工作更加精准、高效。

文明创建数字孪生平台作为同济医院创建文明单位的核心数字化管理平台，通过将思想、服务、环境、创建等跨部门管理职能深度融合，实现了管理流程的再造和优化。平台的建设不仅体现了同济医院在数字化转型上的决心和行动力，更为公立医院的高质量发展提供了新的思路和方向。

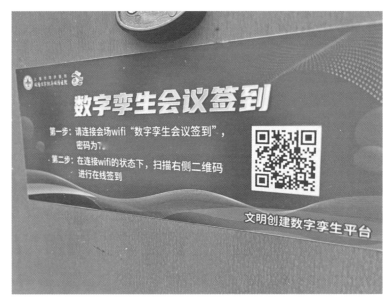

同济医院学术报告厅数字孪生会议签到

二、文明创建数字孪生平台建设的实践与成效

1. 全生命周期数字化管理体系的构建

同济医院文明创建数字孪生平台已进入第二阶段，依托 AI、大数据等先进技术，实现了创建行为的全面数字化、工具的智慧化及成果的可视化。这一体系促进了信息在全院的共享，增强了管理透明度和员工参与度，为高效管理奠定了坚实基础。

2. 文明管理数字化新生态的打造

平台通过思想形态、院区环境、服务流程、创建管理等四大孪生模块，以及员工关爱、职业发展、数字画像、数字调研等四大卫星模块的深度融合，构建了医院文明管理的数字化新生态。这一生态不仅提升了文明创建的内在质量和外在影响力，还带动了医院整体管理水平的提升。

3. 智慧化医院建设与文明创建的深度融合

作为智慧医院"三统一"试点单位，同济医院通过智慧应用大厅、优化自助机系统、云门诊系统等措施，显著提升了工作效率和服务质量。同时，依托文明创建数字孪生平台，将文明创建细则深入各科室，实现了精准管理，推动了智慧医院与文明创建的深度融合。

三、文明创建数字孪生平台打造的亮点与特色

1. 数字孪生管理闭环，形成合力

平台实现了政治理论学习的在线化、智能化管理，促进了员工间的相互学习和督促。通过底层数据共享，形成多个管理闭环，解决了传统管理中条线间难以协同的问题，形成了强大的管理合力。

2. 动态管理实时结果，数据分析驱动决策

利用移动网络 WiFi 节点，平台实现了满意度测评的实时记录与分析，支持"人人督导随手拍"功能，扩大了督导范围和频率。通过大数据分析，医院能够主动发现问题并提前介入解决，提升了管理效率和质量。

3. 首创医院百科全书，共享文明共创成果

同济医院在全市公立医院中首创医院百科全书，为员工提供了标准化的信息素材库。这一创新不仅方便了信息的获取和使用，还提高了医院信息的准确性和时效性。同时，百科全书与职业发展、医德医风等模块对接，为员工的个人发展提供了有力支持。

4. 活动管理在线化，AI 赋能内容创作

针对活动管理的痛点问题，平台搭建了"活动云"模块，支持活动的全程在线管理。通过在线签到功能实现了会议出席情况的实时掌握。未来还将引入 AIGC 技术自动生成活动总结初稿和个性化文案内容，进一步提升工作效率和质量。

四、文明创建数字孪生平台期待的愿景与展望

同济大学附属同济医院通过构建文明创建数字孪生平台成功实现了文明创建管理的数字化转型和高质量发展。这一创新不仅提升了医院的管理效能

和服务水平还推动了智慧化医院建设的深入发展。展望未来，随着平台功能的不断完善和拓展，同济医院将继续探索数字化转型的新路径，为公立医院的高质量发展贡献更多力量。同时，其成功经验也有望在行业内广泛推广，为其他公立医院提供宝贵的启示和借鉴。

120 "救" 在身边，急救科普社区行

上海市奉贤区医疗急救中心

为全面贯彻落实党的二十大精神和习近平文化思想，传播卫生健康文化理念，推进落实繁荣发展上海卫生健康文化工作，以文化凝心聚力、以文明交流互鉴，强化理论武装，壮大主流舆论，打响上海卫生健康文化品牌，奉贤区医疗急救中心创新成立特色科普项目—"120'救'在身边，急救科普社区行"。助力健康中国行动第 11 项—实施心脑血管疾病防治行动，引导居民学习掌握心肺复苏等自救互救知识技能。

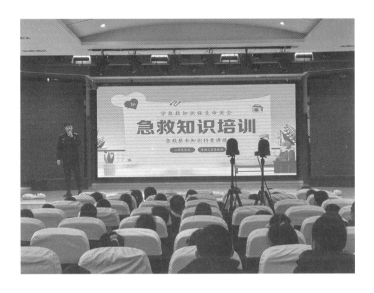

中心将"引进来"与"走出去"相结合，将"听别人讲"与"让自己做"相结合，从城镇到村居，形成急救阵地广联动；从视频到小品，形成急

救科普多形式；从孩童到耄耋，形成急救服务全周期。躬亲力行促进生命守护。有参加急救情景剧《"卒"不及防》的学生，成功为亲人抓住急性脑卒中溶栓时间窗；有取得基础生命支持培训证书的中年，毫不犹豫为同事实施心肺复苏抢救；有快速识别心肌梗死的老年，顺利为老伴争取置入心脏支架的机会……

作为全区唯一一家专职院前急救，奉贤区医疗急救中心肩负紧急救护，更深知"未病先防"的重要性。用"小科普"推动"大战略"，将"小事迹"融进"大行动"，始终紧盯"服务社会、服务卫生、服务百姓"的目标，至今共开展各类应急救护活动 70 余场，服务群众 6000 余人次。未来，中心将坚守初心、牢记使命，推动"120'救'在身边，急救科普社区行"系列活动走深走实，为健康中国行动添砖加瓦。

"四行服务"专项行动守护百姓健康

上海市嘉定区中心医院

嘉定区中心医院始建于1947年，前身为"普济医院"。建院77年来，医院在"普济惠民"的文化传承中不断探索与创新，逐步形成了3大文化体系、6大实事工程，对标习近平文化思想最佳实践地，持续深学细悟，抓好贯彻落实。其中，公益惠民工程以"四行服务"专项行动为抓手，不断扩大志愿服务半径，织牢织密百姓健康防护网，持续擦亮"普济惠民"文化品牌。

"百医百村行"优质医疗普惠百姓

为充分发挥"仁济—嘉定"紧密型医联体的互动作用和普惠效应，进一步提升医疗服务的覆盖面和可及性，医院于2023年启动"百医百村行"项目，通过选派100余名中高级职称医护人员，深入全区100余个村居，开展义诊咨询、科普讲座、急救培训等，切实将零距离的健康服务送到百姓身边。在送医送药送健康的同时，医院还特别推出了一项优惠政策，即义诊后首次来院就诊的患者可免除挂号费，这一举措不仅减轻了患者的经济负担，还让百姓真切地感受到高效、便捷与实惠的医疗服务。截至目前，"百医百村行"已开展活动140余场，派出医疗、护理专家700余人次，惠及村（居）民10000余人次，为广大百姓带来了实实在在的健康福祉。

"千医千企行"精准服务下沉企业

2023 年 10 月，"千医千企行"项目正式拉开了帷幕。该项目通过组建一支由医院骨干医护力量组成的志愿者队伍，深入嘉定千家企业，开展一系列健康指导、职业病预防、健康体检等全人群、全生命周期的健康促进服务。为了更好地满足企业员工的健康需求，医院在前期进行了大量排摸调研，制定了医企同"兴"行动计划。通过菜单式服务和个性化定制，企业可根据员工实际需求自主选择健康服务，如健康讲座、义诊咨询、急救培训、健康体检后的个性化咨询等。此外，医院还开通了重大突发事件绿色通道，确保在紧急情况下能够迅速响应，提供必要的医疗支持。截至目前，"千医千企行"项目已开展活动 50 余场，服务企业员工 4200 余人次。未来，医院将重点聚焦"五一劳动奖状"获奖单位和各级文明单位，通过共建共治共育，绘就文明同心圆。

"千医千里行"组团帮扶接力援滇

为进一步巩固脱贫攻坚成果，医院以"千医千里行"为纽带，不断探索沪滇帮扶合作新模式、新机制、新举措。通过内网招募，职工自愿报名，大家利用前往云南楚雄疗休养的机会，期间放弃一天休闲时间赴武定县人民医院开展"千医千里行　沪滇医家亲"组团式医疗帮扶活动。自 2018 年医院与武定县人民医院签订结对帮扶协议以来，先后派驻 10 余位医疗骨干驻点帮扶，通过健康义诊、门诊诊疗、教学查房、手术指导、专题讲座等方式，把"嘉定经验"带到武定。同时，接受武定县人民医院医护人员来院进修学习，逐步实现从"输血"到"造血"，积极促进了武定县及楚雄州医疗卫生事业持续健康发展。

"久治光明行"追光路上砥砺前行

2014 年,以我院眼科团队为核心的"久治光明行"正式启动。眼科主任曹文捷连续 11 年,带领医疗队克服高原缺氧的恶劣环境,资源匮乏的医疗条件,交通不便的山区道路,语言不通的交流障碍,用实际行动诠释"久嘉情深"。截至目前,共派出 22 批医疗队,医务人员 280 余人次,远赴久治开展眼科复明手术和学科建设帮扶行动,累计筛查白内障等眼疾患者 4300 余人次,手术治疗约 560 余例,手术成功率 100%,还为当地培养眼科医生 1 名,实现久治县人民医院眼科从无到有。11 年来,曹文捷团队见证了久治经济社会的跨越式发展,也为久治医疗条件的极大改善贡献了力量,更为当地留下了一支带不走的医疗队。2020 年"久治光明行"被评为上海市精准扶贫十大典型案例,2021 年上海市嘉定区中心医院作为牵头单位在脱贫攻坚工作中做出杰出贡献,被市人社局记大功。

未来,医院将持续通过健康服务走进基层,不断创新服务机制,使公立医院改革和高质量发展惠及更多群众健康。

"道"法相融　执法赋能

——记普陀卫监"北石学堂"法治工作室的高质量发展之路

上海市普陀区疾病和预防控制中心（卫监所）

　　创新做法：随着习近平法治思想的提出，行政执法改革不断深入，工作模式和法律法规不断更新。道家曾提出"上善若水"这一理念——上善若水，监督员的品行就像水一样，至善至柔，正行守道默默奉献，保障人民群众卫生健康安全。执法如山，监督员秉持法律戒尺就像山脉巍峨不可动摇。道德和执法相融，能让行政执法既有力度又有温度，"北石学堂"法治工作室，致力创建弘扬精神文明正能量的新平台，通过党建引领、法制宣传、案件研讨等，让服务走在监管前，普法走在执法前，践行"有温度的执法"。罚款不是最终目的，我们执法的初衷是为了让更多的人知法懂法守法用法。为此设立的法治工作室不仅提供了监督员学法为管理相对人普法的机会，更是助力小微企业遵法守法避免行政处罚，确保党的二十届三中全会提出的"以法治护航改革保障高质量发展"的方针落到实处。

　　工作室的成立是基于本所干部职工法治意识不断提高，法治工作成效不断提升，但在执法过程中面临一些问题的形势下成立的。这些问题包括：我们在卫生行政执法领域的困惑和难题方面，没有专门的法治工作机构；大量法治人才分散在不同的科室，作用没有充分发挥。我们以法律专业高等院校、公共卫生和医疗卫生专家组成了一支法治咨询队伍，成立了普陀卫监"北石学堂"法治工作室，给卫生监督员搭建"四有"平台——有场所头脑风暴、有专业师资力量、有人才培养机制、有虚拟实操空间。充分发挥党建引领作用，让监督员在日常行政执法期间遇到疑难问题时，畅所欲言，为其提供思想与实践碰撞的舞台。

几年来"北石学堂"法治工作室在优化法治服务方式、提升法治工作成效、培育法治专业人才等方面发挥了重要作用。分享以下几个做法：

一是执法案例，跟踪答疑。专家赋能依法执法，为普陀卫生健康事业工作提供了有力的法治支撑。法治工作室每月开展课题和卫生政策专家讨论会，针对执法过程中的难点、痛点内容进行探讨分析，将专家智慧与业务骨干经验相融合，为科学执法提供了强大的法律和政策支持，共同寻找解决问题的有效途径；定期举办"卫生健康典型案例"评审会，实现培训质量与培训效果的双重优化提升。

二是头脑风暴，以案释法，典型案例普法宣传。对内开展法制沙龙，根据不同条线的典型案例进行头脑风暴，培育青年监督员执法办案的能力。

以对外小型办社会医疗机构为例：法律法规更新速度快，对执业要求有更加严格的标准，违法风险较高。法治工作室将"走出去"和"请进来"相结合，通过典型案例宣讲拉近了监督员与相对人的距离，坚持教育与处罚并重让管理相对人明白了行为的边界。有很强的指导作用、警示效果和示范意义，产生了极大的社会效果。

三是党建引领，人才培养。每年通过师徒结对的形式带教新进监督员，助力其迅速融入卫监大家庭，确保工作衔接流畅与团队氛围和谐；每年精心策划并组织上海交通大学公共卫生学院等高等学府的实习生进行实习交流，实现卫生相关专业知识理论与实践的紧密结合，更好地为社会协同培养高质量人才。

在党建引领下，"北石学堂"法治工作室始终践行"以理性善治监管视角，提升公正执法效能"的文化精神价值观，诞生了"北石学堂宣讲团成员"——一群 90 后卫监青年站上舞台结合自身工作开展宣讲。2022 年卫监所党支部《做实做优青年党员理论宣讲的研究——以上海市普陀卫生健康委员会监督所党支部实践为例》课题成功入围思研课题。

宝贵经验："北石学堂"法治工作室对内对外法治工作都有显著提升：**对**

内：为干部职工提供互动交流的渠道，落实干部学法用法制度，将法治教育纳入本所职工培训，监督员每年都顺利通过司法局考核项目；人才培养带教工作促进业务技能水平双提升，建立完善的导师带教制度，加强对监督员个性化指导，培养更多具备高水平执法能力的专业人才；定期组织执法人员进行各种技能培训和实操，检验法律法规掌握程度和设备运用自如程度，运用法律法规实现公平公正，维护社会秩序。2021 年卫监所荣获上海市卫生监督岗位练兵和技能竞赛团体优胜奖。**对外**：法治工作室起到了良好的示范引领作用，自创办以来每年管理相对人的案件处罚数下降，越来越多的监督员"走出去"开展普法宣传，产生了良好的社会效果。

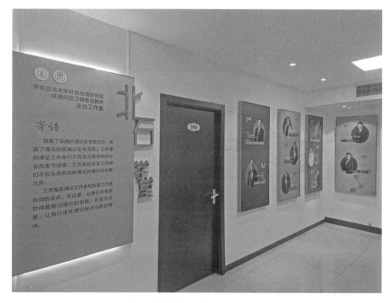

"北石学堂"法治工作室外型

　　显著成效："北石学堂"法治工作室全面践行了社会责任，普法行动深入人心，实现了"三个全面覆盖"：覆盖全所监督员——依托"我为群众办实事"项目清单成立北石学堂法治工作室，开展法治沙龙，抓好技能比武，加强理论培训提升全所监督员履责意识和专业能力；覆盖辖区内管理相对人——通过热点法律、重点法律的宣贯，以及拍摄科普短片、线上直播新媒体培训的方式，精准定位，解决管理相对人实际困难 14 个；覆盖社会群体——根据"谁执法谁普法"原则，蓝盾先锋队走进社会宣贯践行法律、宣传打击非法医美和无证行医、职业病防治等志愿服务，提升社会面影响度。

监督员的专业能力有所提升：一人已获得上海市"医苑新星"青年医学人才培养项目并顺利结业，胸怀"国之大者"，鼓励更多青年医学人才勇攀医学高峰；完成区科委课题项目结题 1 项、区卫生健康系统卫生管理类课题项目结题 1 项，新申报普陀区公共卫生课题 1 项和区公共卫生青年课题 1 项，多措并举提升卫监干部队伍专业化水平。完成上海市卫生监督培训医疗卫生实训基地（普陀）建设项目 VR 制作验收，用"沉浸式"VR 模拟现场实操提升执法技能，重点打造执法装备规范使用，还原执法现场，对丰富卫生监督执法培训手段、提升执法人员效率和"说理式执法"能力起到了辅助的作用。

监督员的法治精神显著提升，不断传播"正行守道　不辱使命"理念和"以理性善治监管视角提升公正执法效能"的文化精神价值观，从"对内做好法制服务，对外搞好法律宣传，专业赋能法治建设"三点发力，把一件件小事做好，积少成多，聚沙成塔。严格执法不仅是为了维护社会公平正义，更是要帮助小微企业解决困难需求，使法制宣传与人民群众紧密结合，以法治护航改革、保障高质量发展，为普陀区社会经济发展作出更大贡献。

融合 创新 共享 激活
精神文明建设与精神卫生服务融为一体

上海市浦东新区精神卫生中心

浦东新区精神卫生中心（以下简称"中心"）作为一家集临床医疗、科研教学、公共精神卫生服务为一体的精神专科医院，坚持以习近平新时代中国特色社会主义思想为指导，注重把精神文明建设系统性工作贯穿于医院文化与追求高质量发展的全过程，先后蝉联"上海市精神文明单位"、荣获"上海市五一劳动奖状"等集体荣誉称号。

今年以来，中心更加重视把精神卫生服务与精神文明建设有机"融合"、有效推进以患者需求为导向的精神卫生医疗服务"创新"发展，开设中西医结合失眠诊疗中心特色项目，以其作为建设习近平文化思想最佳实践地落到实处、形成体现医患"共享"精神文明建设新成效的工作案例，使其在推进精神文明建设中发挥示范作用，助力医院精神文明建设高质量发展。

一、主要做法

1. **"融合"打磨最佳实践基地** 针对群众关注的失眠症的诊治需求，工作案例纳入浦东新区"国家中医药发展综合改革试验区"建设项目，以浦东新区精神医学高原学科、临床精神病学重点学科、上海市名老中医工作室、失眠症（不寐病）中医临床等优势品牌作为融合基础，采用心身治疗新模式，应用中西医特色诊疗，形成一套多学科联合、多维度干预、多方式治疗的诊治体系，推行非院舍化的管理模式，通过人工智能和中西医结合赋能睡眠医学，将创新探索作为学科发展的驱动力，做实"全院一张床"的共享模式，让患者从前沿智慧医疗中获益，得到各级领导和患者家庭的肯定和赞许。

2."创新"探索中西合璧特色 工作案例致力于睡眠医学的中西医结合探索创新发展，充分发挥名老中医的传承和经验，融合智慧医疗和人工智能技术，通过智能睡眠监测指环、智能把脉手环、中医体质辨识仪、中医面诊仪等前沿信息化创新技术，建立"智慧睡眠"大数据模型，形成中西医结合、医工融合的全新系统、流程化的睡眠健康管理新模式，推进疾病诊断、治疗、康复、预防等方面精准化、科学化，让患者切身体验到现代智慧医疗的健康"红利"。

3."共享"新质学科资源优势 工作案例将精神医学、心理医学、传统医学、全科医学、康复医学、预防医学、精神药理学、专科护理学、营养学、人文社会学等优势学科进行整合，让患者享有高质量的"院前－院中－院后"多学科、一体化的诊疗路径，切实为患方的医疗负担减负解困。此外，积极探索"全院一张床"的服务模式，将当今"共享"经济的便捷优势，移步至医疗服务中，推出"共享病房"的创新模式，打破固有的床位分配机制，患方可以根据自己的喜好反向选择医生。与此同时，也解决患方长期以来"一床难求"的困扰，大幅缩减患方床位等候的时间，提升患者的就医体验和满意度。

二、工作成效

工作实例在实施进程中紧密结合医院的发展定位，充分体现医疗服务特色与精神文明水平，初步取得"三个提升"的工作成效：

一是提升为民服务的力度 工作实例坚持"患者至上、医者仁心、严谨求实"的服务导向，加大以患者需求主导的为民服务力度，主动围绕"融合、创新、共享"的实践基地主线，争创具有医疗文明、医术优质、探索创新、规范服务的精神文明示范区。

二是提升患者满意的程度 中西医结合失眠诊疗中心示范区自 2023 年建设至今，推进精神文明建设成效显著，患者满意度明显上升，收获患者及家属赠送的锦旗 16 面、感谢信 8 封，患者满意度达到 98.8%，得到区卫健委充分肯定，并接待各级兄弟单位参观交流。

三是提升社会责任的深度 组织相关医护人员参与社会及社区健康宣传义诊 1600 人次、心理健康公益评估 237 人次、发放健康宣传折页 3500 份、发布健康科普推文 16 篇、制作心理宣教视频 5 部。

三、经验启示

工作实例在实施进程中，强调通过系统性的融合进行文化建设，有效推动并促进了医院精神文明建设，获得了新的经验与启示：

首先，深刻认识到精神文明建设与精神卫生服务紧密相关，两者具有互补性。精神文明建设是推进中国式现代化建设的重要内容和保障，侧重体现在提供精神动力，提升智力支撑，为经济社会高质量发展，提供人才保障和智力支持。精神卫生服务针对心理健康和精神障碍患者及社会大众，侧重维护心理健康，提高个体的生活质量和社会适应能力，两者都旨在提高人的身心健康水平和社会适应能力，促进社会的和谐稳定发展。

其次，强烈感受到精神文明建设与精神卫生服务的相互借鉴与相互促进。只有持续开展精神文明创建活动，才能促进稳固精神卫生服务高质量发展根基，这也是挑战与机遇并存的过程。工作实例借此契机形成"融合、创新、共享"的优质医疗服务思路，普惠至每一位患者，助力提升全民心理健康水平，有助于增强人们对精神卫生问题的认识和关注，为精神卫生服务提供良好的社会环境和文化氛围。精神卫生服务的普及和发展，有助于提升人们的心理健康水平和社会适应能力，推动精神文明建设不断深入开展，促进社会稳定与和谐。

夏日童梦　医心守护

——医二代医脉相承成长计划

上海市普陀区中心医院

　　长期以来，医院始终坚持以习近平新时代中国特色社会主义思想为指导，深入学习贯彻习近平文化思想，以"医院六大文化"建设为抓手，深化全国文明单位建设，强化思想政治引领、凝聚职工奋斗力量，以满足职工群众日益增长的精神文化需求为出发点，想职工之所想、谋职工之所需，倾力打造了一个个生动有趣的职工文化品牌，努力提升职工的归属感和幸福感。

　　针对职工普遍反映的，暑期孩子照护难问题，医院广泛听取意见，为有效减轻医务职工家庭的照护负担，增强医二代对父母职业的认同感与责任感，激发孩子们的学习潜力与职业探索兴趣，医院特别策划并启动了"夏日童梦　医心守护——医二代医脉相承成长计划"，让医二代在体验中传承医学精神，在学习中普及医学知识，将医学的种子深深埋在医二代心中，为未来的医学事业注入源源不断的活力。

首届暑托班　医心童梦园

　　今年7月，医院精心策划并借鉴了"上海市小学生爱心暑（寒）托班"的开办模式，成功举办首届"医院爱心暑托班"，引导和帮助医二代度过一个安全、快乐、有意义的假期。开幕仪式上，普陀区副区长王珏亲临医院爱心暑托班，与医二代亲切交流，并对辛勤付出的志愿者们表示诚挚的慰问。

为期三周的暑托班，每一个瞬间都闪耀着爱与关怀的光芒。在这里，46名医务教师和33名志愿者以深厚的专业知识与无微不至的照护，关心关爱医二代健康成长。丰富多彩的课程包括：从呼吸内科、中医内科、消化内科、肾内科等医学知识的小小启蒙，到团队合作的趣味游戏；从创意无限的手工制作，到强身健体的体育锻炼；从形象生动的模仿表演，到应急救护的技能培训……每个课程都精心设计，让孩子们在玩乐中学习，在学习中成长。

六载夏令营　匠心筑医梦

自2017年起，医院与复旦大学附属妇产科医院、上海长征医院、上海市肺科医院携手合作，共同策划并精心组织了"医二代匠心筑梦夏令营"活动。每次夏令营为期三天，至今已成功举办六届，吸引了超过500名怀揣医学梦想的"医二代"参与其中。

在夏令营期间，医二代们参观了医院的中医科室，亲自体验针灸、推拿以及香囊的制作过程，深深感受到中医药文化的深厚底蕴和独特的东方魅

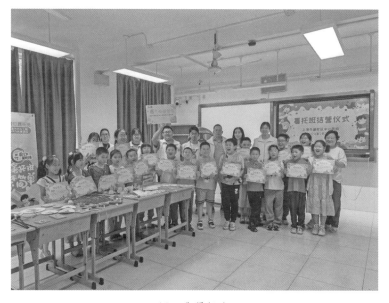

医二代暑托班

力；深入实验室探究生命的奥秘，借鉴"健康脱口秀"模式，自发编写并导演了医学科普短片，在轻松愉快的氛围中学习到健康知识；访问复旦大学上海医学院，领略了顶尖医学院校的学术氛围和医者仁心的真谛。

除此之外，踏入了上海工匠馆，感受匠人精神的深厚底蕴与时代传承，培养深厚的爱国情怀；探访全球最大的天文馆——上海天文馆，追随历代天文科研人员的足迹，一同仰望星空，探寻宇宙的奥秘；漫步于上海中国航海博物馆，重温波澜壮阔的航海历史，领略我国航海文化的辉煌与璀璨。

"夏日童梦　医心守护——医二代医脉相承成长计划"不仅为医二代们揭开了父母辛勤工作的神秘面纱，更为他们提供了一个亲身体验劳动者魅力与责任的平台，极大地拓宽了医二代们的视野，深化了他们对父母工作和医学领域的理解与热爱。

展望未来，医院将继续深化职工文化建设，创新"医二代医脉相承成长计划"活动形式，用先进文化凝聚职工，用优质服务赢得职工，不断提升职工的归属感和幸福感，为医院高质量发展注入强劲动能，为医学事业的持续发展打下坚实的基础，确保医学领域的长期繁荣与传承。

"晚晴"志愿者服务队，老人的温暖使者

上海市虹口区江湾医院

一、案例简介

上海市虹口区江湾医院中医（离休）病区"晚晴"志愿者服务队以高度的责任感和使命感，将"服务热忱，积极进取、团结拼搏、甘于奉献"作为行动指南，全心全意地为离休干部和高龄老人提供优质的医疗、护理、康复、保健服务。其卓越的工作成果和无私的奉献精神，成为了医院"学思想见行动"的生动实践案例，受到上级领导和患者的认可。

二、主要做法

（一）中西医融合治疗，切实保障老人健康

在当前社会背景下，老年人群体的健康状况备受关注。为确保老年人的健康得到充分保障，医疗团队致力于中西医结合的治疗方法，运用精湛的中医诊疗、护理和康复技能，不断提升医疗服务的专业化水平。针对老年人常见的慢性疾病，积极采取了中西医并重、医护康融合、医康养一体化的综合治疗模式。在常规药物治疗的基础上，志愿者结合了针灸、艾灸、拔罐、穴位敷贴等多项中医适宜技术，以及中药熏洗、定向药透等中医康复治疗方法，并融入了"八段锦"康复锻炼方式，为老人服务。每天早上八点和下午

三点，是病房老人们最喜欢的时间，早早就摩拳擦掌，等到八段锦的音乐响起，老人们便跟着领操员调息运气，舒展筋骨。老人们在练习过程中，不仅身体得到了锻炼，心情也变得更加愉悦。考虑到老人身体耐力，队员们将八段锦分为多个段落，每天将时间控制在十分钟，有些老人还会意犹未尽，纷纷向领操员讨教怎样将动作做得更标准，似乎在这个时间，老人们觉得自己变得年轻了。这样康复治疗还有很多，比如散步打卡活动、筷子夹取物品比赛等等，队员们通过多手段、多方式结合，协力相助老人康复。志愿者服务队还定期在病房中组织健康教育讲座，为老人讲解养生保健知识。内容涵盖了饮食调养、情志调摄、四季养生等多个方面，只要是老人想要听的，想要学的，每一份老人提出的想法，队员们都认真对待，准备好课件，内容深入浅出，让老人能听懂，能理解，更能做得到。

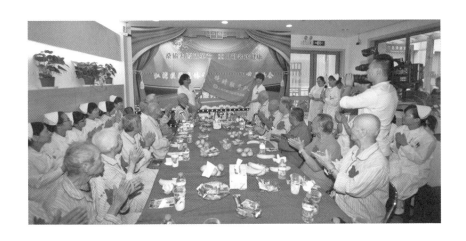

（二）医护康多措并举，关爱老人幸福生活

队员们珍惜和善待离休干部病区的每一位老人，每位队员都是老人的"贴心小棉袄"，他们多措并举关心老人的精神生活，提升老人的幸福感。从一声亲热的称呼"爷爷、奶奶"开始，让老人一入院即感受到如家人般的温暖和尊重；在每一个节日或纪念日里组织各类具有仪式感的活动，例如"中秋茶话会""唱支红歌给党听"，丰富老人的住院生活；为百岁老人买蛋糕过生日、床边送祝福，让老人弥补了家人不在身边的遗憾；拍摄老人的生活照，

用照片墙形式供大家观赏交流，关心着老人的生活瞬间……同时，每一年，队员们配合区老干部局领导给老人发放慰问品，及时疏通协调解决老人的困惑与困难，切实地把党和政府以及科室内的温暖关怀传递到老人的心坎上。

（三）延续服务至院外，责任担当家属放心

多年来，队员们一直坚持做到"哪里有需要，哪里就有我们的身影！"老人需要帮助的每一个关键时-刻，都会看到志愿者的身影。无论是深夜还是清晨，无论是节假日还是工作日，志愿者们总是第一时间出现在需要帮助的老人身边。为无家属陪护的老人办理出院结账手续、送药到家；为有病情变化的居家老人上门看诊，开通绿色通道安排入院；这一件件虽是小事，但队员们从不懈怠，对待每位需要的老人都一视同仁。在志愿者的记录本里，有一项特别的工作，上面记录了老人们的生日，喜爱的食物，特殊的事件，家庭人员的情况。每到新年前夕，队员便上门向老人拜年。对老人来说，新年，有一群年轻朋友来看自己，那可是能向街坊吹嘘一阵的事儿了。

三、工作成效

在"晚晴"志愿者服务队的努力下，在院的离休干部和高龄老人反映，自己的生活质量得到了显著提升，同时也感受到了来自社会的关爱和温暖。服务队的付出不仅赢得了患者及家属的感激和赞誉，也为医院赢得了良好的社会声誉。很多家属都表示，由于志愿者服务队提供的各种帮助，减轻了很多家属额外的负担和顾虑，真正体现了服务队"以病人为中心"的服务理念。

四、经验启示

"晚晴"志愿者服务队的实践结合习近平文化思想的不断学习，使他们深刻认识到，要真正将患者的需求放在首位，以高度的责任感和使命感去服务他人，同时，要坚持不断学习，加强自身建设，开展实际行动，更好地服务于人民群众的健康事业。

卫生健康文化推广

"隐侠"现身，讲好健康征程上的疾控故事

上海市疾病预防控制中心

二十大精神基层力唱响，疾控好故事疾控来宣讲。上海市疾病预防控制中心党委（以下简称"上海市疾控中心党委"）与各区级疾病预防控制中心（以下简称"区疾控中心"）党组织协同联动，组建二十大精神宣讲团，让素以"城市隐形侠"自称的疾控工作者现身，走到台前来讲述亲身经历的防疫故事，在新冠肺炎疫情转入"乙类乙管"阶段后继续传承发扬伟大的抗疫精神，在疾病预防控制体系面临全面深化改革的时代脉搏中续燃"曲突徙薪"的职业精神内核。

一、基本情况

上海市疾控中心党委根据学习宣传贯彻党的二十大精神工作方案及总体部署，开展了"礼赞二十大　奋进健康路"市、区疾控中心宣讲主题活动。活动旨在组建并培养一支信念坚定、理论扎实、业务精干、表达流畅、深入人心的宣讲团，不断深入挖掘先进、形成示范引领、激励互促共学、打造党建品牌、转化长效机制，积极营造浓厚的学习贯彻氛围和热烈的干事创业环境，推动党的二十大精神在基层生根发芽。

二、主要做法

以健康为工作导向，深刻理解把握宣讲的主题主旨。习近平总书记曾在多个场合就卫生健康和疾病预防控制工作作出过许多重要的指示批示。近年来，公共卫生领域的深刻变革、防病条线各项工作的创新开展，尤其是经历三年的新冠疫情防控，让大家深刻认识到：织牢公共卫生防护网是疾控人义不容辞的使命任务，一定要把保障人民健康放在优先发展的战略位。同时期也涌现出许多先进典型、感人事迹和发展故事。这些都生动体现了党的指引在基层落实的成果成效。上海市、区疾控宣讲团坚持正确的政治方向，围绕党的二十大对健康中国建设提出的新思路、新战略、新举措，把学习贯彻党的二十大精神与推进疾控事业高质量发展紧密结合起来；坚持主题鲜明、积极向上，弘扬主旋律，传递正能量。

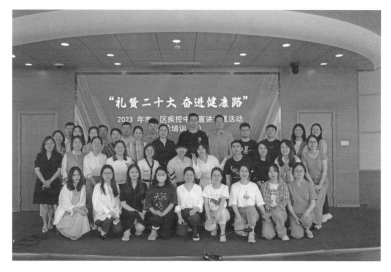

上海市、区疾控中心"二十大"宣讲团合影

激发组织活力，市区联动保障宣讲的专业素养。上海市疾控中心党委筹划制定了覆盖全年度的活动方案，市、区两级疾控中心党组织高度重视，优中选优推荐宣讲成员，组建队伍。队员或是拥有良好的语言表达能力，具有演讲、主持、宣讲相关经历经验者占七成以上；或是具备扎实的理论基础，半数以上人员参与过二十大相关主题活动；逾七成人员具有公共卫生/专业技术背景，在各自工作领域有了相当的积累和储备。

以培训加专家指导，集体备课发挥人员的个性特长。培训邀请具有丰富舞台、编剧、演讲经验且多次指导本市卫生系统演讲赛事活动的专业人士担任指导专家。起初，多数习惯与数据、实验器材打交道的疾控人并不擅长能言善道，且对自己的工作往往认为"这么普通的事情没什么好说的"，宣讲素材切入也存在难度。培训中，指导老师初步辨识学员演讲风格，寻找个体特长特点，将成员进行组稿分工和角色安排；同时，分别从基础发声、情感表达、舞台表现、内容创作等各类技巧方面进行讲授。队员们紧紧依靠所在党组织、宣讲小组，立足自身所处的条线工作特色，构思宣讲方向，以讲代训、以训促讲，摸准薄弱环节，提升演绎效果。

三、工作成效

涵养清亮的政治底色。二十大这棵精神"大树"根系深、枝干粗，宣讲员首先需细化研究、精准解读，才能让疾控精神成功"嫁接"其上并枝繁叶茂、焕发生机。宣讲团成员紧密联系党的百年奋斗历程特别是党的十八大以来的伟大变革，加深对习近平新时代中国特色社会主义思想、中国式现代化等重大问题的认识。由此联系实际，正确认识并感知疾病预防控制的历史变迁、客观规律。宣讲也更具清亮底色、更具意识形态高度。

演绎鲜活的疾控故事。"上管天，下管地，中间还要管人管水管空气。"疾病预防控制工作内容丰富、条线众多，得益于宣讲员们迥异的专业背景，22个宣讲故事以不同视角、不同风格呈现，形成了"1.0"版宣讲菜单。"疫情中，聚是一道光，全力绽放"——9个深刻而难忘的抗疫故事汇聚成菜单上半篇章；《她总是打来电话》以独具匠心的构思演绎了疫情防控中的"她"：既是只身留沪工作的女儿，被远在家乡的母亲牵挂、心疼；也是为母则刚的妈妈，纵使年幼女儿百般撒娇，却依然留守在实验室奋战……《疾控小兵抗疫日记》则借用了脱口秀形式，用幽默的口吻、自我调侃的方式，演绎了疾控人"有时被记起、常常被误解、总是被需要"的职业特色。菜单下篇"宁世间，散作满天星，大爱无疆"则将目光转向太平盛世下的城市隐形侠:《疾控人的"轻"与"重"》讲述疾控青年在进博会保障现场学习到疾控前辈不怕苦、不怕累的"举重若轻"，以及抠细节、抠质量的"举轻若重";《生命交响乐的守护者》以一位慢性阻塞性肺炎患者与社区医生之间的对话变迁，展示了现代疾控工作者急人所急，加强信息技术运用、提升就诊效率的幕后故事;而《满载爱的列车开往春天》则将疾控人的各种大爱细节化作优美的画面和色彩，编织成守护人民健康和生命的防护网。

医疗科普进远郊　义诊服务暖人心

上海市医疗急救中心

上海市医疗急救中心作为上海唯一一家独立从事院前医疗急救业务的公共卫生机构，始终以贯彻落实习近平新时代中国特色社会主义思想和党的二十大精神为指导，坚持把"一切以病人为中心，服务市民、服务社会"作为构建和谐医患关系首要任务。远郊地区迫切需求市区优质医疗服务，近年来，中心急救志愿者团队发挥自身的资源优势，不断加强与远郊地区的医疗合作，与市卫生人才交流服务中心、胸科医院和援摩医疗队等兄弟单位参加远郊农村义诊项目，开展"不忘初心，大爱无疆"一系列志愿义诊服务，进一步实现精准支持、资源互补，不断探索志愿者活动新形式，拓展服务群众广度和深度。

一、推广医疗知识普及　惠及远郊百万民众

中心志愿者团队开展的急救科普和义诊项目已连续五年为远郊村民服务，辐射人群近百万，咨询 3 万余人次。通过活动，进一步普及医疗科学知识，让医疗普惠群众，让优质医疗下沉基层。医疗科普活动曾获"长三角十佳公益项目"和"2021 公益之申十佳公益故事"等荣誉称号。

随着中心急救科普志愿团队的不断发展与壮大，目前队伍已有 170 余名成员，并以"传可靠医学知识，递健康管理理念"作为目标。医疗科普志愿活动进一步整合资源，利用各自单位的学科优势，整合共建单位的医

疗资源，定期开展"共建＋干教""线上＋线下""专业＋咨询""义诊＋带教""定期＋长效""输血＋造血"等共建活动，互相交流工作经验，提升服务水平。

二、构建多维义诊模式　深化医疗服务内涵

通过团结协作，分工明确，医疗科普队已形成"防、治、救"三位一体的特色义诊。

"防"——医疗科普专家以网络传播、现场宣讲作为受众与医学科普知识之间的链接和桥梁，从医学健康科普本身的特性，以及传播内容和传播方式的互补关系出发，在医疗健康类媒体在面向大众传播科普知识时，积极进行传播方式和内容的创新，增强贴近性和指导性。

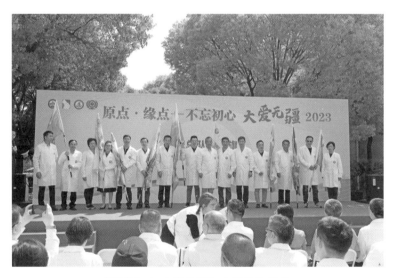

"不忘初心 大爱无疆"志愿义诊服务

"治"——义诊团队下沉到镇社区卫生服务中心，在服务基层百姓的同时，做好对基层单位医生的带、帮、扶工作；基层单位积极配合医疗专家的工作，真正做到上下联动，为基层医疗提供一体化、标准化服务。2019年9

月起，医疗科普志愿团队在奉贤区建立常态化科普活动。与相关三甲医院组建专家组，同奉贤多个社区卫生服务中心结成长期对口帮扶关系，进一步提升基层医疗卫生人才业务水平。

"救"——2020年起，中心急救讲师团下乡，采取理论讲解、示范操作、现场演练等形式，为远郊群众服务。他们详细地讲解心肺复苏知识要点操作，让远郊群众、村干部轮流动手实践心肺复苏、人工呼吸等技能。通过培训，大大提升远郊群众基本应急急救知识与应急情况的处置能力。近年来，科普团队先后到金山泖桥村、奉贤金海镇、四团镇、五四村以及相关学校等单位联合承办义诊活动30余次，受益人群达2万余人。

三、强化党建引领核心 厚植急救文化建设

医疗服务是直接面向社会、面向市民的社会民生事业，其发展水平对服务城市发展、提升城市公共安全建设具有重要意义。我们也深刻认识到，不断传播卫生健康文化理念，加强急救文化建设，挖掘其深厚内涵，让急救精神在实践中熠熠生辉，已成为提升健康文化软实力的不竭源泉。新征程中，我们不断强化党建引领的核心地位，让智慧与力量深深植根于志愿科普工作的沃土之中，成为推动卫生事业蓬勃发展的强大引擎。

中心急救科普志愿团队也将进一步弘扬"奉献、友爱、互助、进步"的志愿服务精神，整合资源优势、形成党建合力，继续推进志愿服务项目化、品牌化、常态化建设，丰富志愿者项目内容，不断提升志愿服务质量和水平，切实为群众排忧解难，提升服务群众的能力和精神。

肺癌筛查与分级防治健康科普行动

上海市胸科医院

肺癌位居我国癌症发病率和死亡率之首，中国近三十年肺癌发病率上升超过 400%，肺癌防治已是刻不容缓。上海市胸科医院作为中国最早建立的心胸疾病诊治三甲专科医院，也是最早开展肿瘤规范化治疗和多学科诊疗的医疗单位，始终致力于肺癌的临床诊治与科学研究，更肩负着服务和保障上海居民乃至全国人民生命健康的使命责任，积极投身健康中国、健康上海行动，以肺癌早诊早治为切入点，将医防融合、分级诊疗和科普宣教相结合，率先在国内开展肺癌筛查与分级防治健康科普行动，以科普宣传为发力点，推动肺癌防治全程管理，引领健康文化新风尚，着力打造肺癌科普的胸科模式。

主 要 举 措

1. 打造融媒体科普宣传矩阵。联合"新浪健康""海上名医"、东方信息苑、"好大夫"等平台，开展科普讲座直播、专家线上义诊等科普活动。加强与文汇报、解放日报、新民晚报、央广网、中新网、澎湃新闻、SMG 新闻频道等主流媒体的联系沟通，联合发布肺癌相关科普资讯。与东方卫视、东方网、上海人民广播电台、899 都市广播等媒体合作推出主题式科普节目。运用医院官网、官方微信、视频号、抖音号等自媒体平台，推出"肺腑之声""科普周周讲"等系列科普栏目。聚焦肺癌防治主题，结合"全国肿瘤宣传周""申康科普周""国际肺癌日"等重要健康日，推出系列融媒体科普活动，形成宣传合力，提升宣传效果，变"独唱"为"合唱"。

2. **夯实面对面科普教育阵地**。借助"胸科科普小讲堂""术后健康科普小屋""午间半小时""胸科健康科普直通车"等医院科普讲座品牌，做好肺癌防治健康科普传播，用群众看得见、听得懂、用得上的方法讲述医学知识，满足群众对肺癌健康知识的需求，引导树立正确的健康观念，养成健康的行为和生活方式。组织专家下沉社区开展肺癌防治科普讲座，将复杂的医学知识以通俗易懂、生动形象的形式传播给社区居民，倡导肺癌筛查理念和科学方法，让居民近距离认识肺癌、了解肺癌，进而重视早筛、规范治疗。

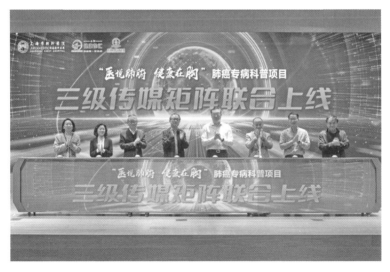

2024 年 4 月 15 日肺癌专病科普项目三级传媒矩阵联合上线

3. **搭建一体化健康干预网络**。为推动"以治病为中心"向"以人民健康为中心"转变，把健康科普融入到"预防 – 筛查 – 治疗 – 康复"全链条，医院联动徐汇区卫健委、区疾控中心，搭建专科医院与社区卫生服务中心的双向转诊通道，利用互联互通的信息共享平台，为社区居民提供"高危初筛 – 转诊 –CT 筛查 – 诊疗 – 随访"肺癌防治一体化管理，通过健康干预实践带动老百姓健康理念转变。同时，组织专家为社区家庭医生进行专题授课，加强肺癌高危人群筛查、肺结节处理、术后呼吸功能训练等知识与技能的培训，提高基层医疗服务能力，提升家庭医生签约服务内涵。

实 施 成 效

本项目以肺癌早诊早治为切入点，加强与电台、电视台、网站、新媒体等联动宣传，开展科普讲座直播、专家线上义诊、科普资讯推文、现场科普讲座等主题活动，深入浅出地普及相关专业知识，做好肺癌防治健康科普宣传，年科普直播超过 60 场次，主流媒体科普信息推广超过 300 场（篇）次，科普讲座百余场次，惠及民众达 2200 万以上。与徐汇区卫健委进一步深化肺癌防治管理工作，成立了"徐汇区肺癌防治诊疗中心"，探索"十四五"期间建立慢病分级防治新模式，制作了《筛一下，肺常好》科普专题片，分发到徐汇区全域社区卫生服务中心滚动播放，加盟了徐汇区健康科普联盟，启动"肺癌专病科普"项目，持续提升公众在肺癌领域的科普素养水平。在传播肺癌科普的基础上，还通过徐汇区肺癌分级诊疗体系实施健康干预，家庭医生对肺癌早筛专题培训的参与率为 70.4%，培训后开展健康科普的执行率为 84.6%，2019 年至今，通过信息化大数据推送居民 16 万人，完成初筛居民 10 万人，高危评估 8000 余人，转诊 CT 筛查近 400 人，给予随访建议200 余人，累计 62 人完成根治性手术治疗，达到治愈效果。

遇见微笑，久蔚相逢

——久蔚工作室共筑"健康中国"

上海交通大学医学院附属第九人民医院

　　"久蔚"工作室依托上海交通大学医学院首个教育系统关心下一代工作委员会工作室——"邱蔚六工作室"，立足院士平台为起点，打造学院实践育人平台——"久蔚诊室"公益项目。它不仅提高了乡村居民的口腔健康水平，还为青年学子实践育人提供了一个全新的平台，培养其社会责任感，强化了团队协作，提升了医疗技能。通过"久蔚"工作室的乡村帮扶，定向输送人才、技术，加强地方薄弱学科建设，补齐当地口腔颌面部发育畸形等专科短板。

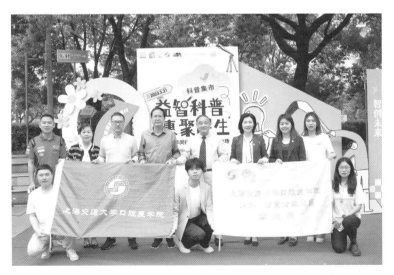

闵行古美街道揭牌

截至目前，工作室已在 6 个区（浦东、崇明、宝山、金山、闵行、黄浦），6 所学校落地生根，组织举办线上线下活动百余次，参与的学生志愿者千余人次，开展《"久蔚"云医——万名中小学生共上一堂口腔科普课》系列课程，广受好评，线上受众破万，线下健康检查 2000 余人次。2022 年获上海市"知行杯"上海市大学生社会实践大赛一等奖，交大社会实践特等奖。2023 年获全国大中专学生"三下乡"社会实践活动之乡村振兴"笃行计划"专项行动全国示范性团队，并入选 2023 年全国大学生口腔健康志愿宣讲团。

一、案例导入：凝聚青年之"志"——共建创新方案

久蔚工作室依托上海交通大学医学院首个教育系统关心下一代工作委员会工作室——"邱蔚六工作室"，立足院士平台为起点，打造学院实践育人平台——"久蔚诊室"公益项目，积极培育口腔青年专业人才，多地共建，全面发挥口腔青年人才力量，以儿童口腔健康保健社群为基础，深入普及口腔科学理念，广泛提升口腔医疗意识，将守护健康传承的接力棒赋能家园未来的"绘图人"，全力践行国家"健康中国 2030"战略，共筑"健康中国"。

二、案例背景：凝聚青年之"思"——聚焦痛点需求

习近平总书记曾指出，"现代化最重要的指标还是人民健康，这是人民幸福生活的基础。把这件事抓牢，人民至上、生命至上应该是全党全社会必须牢牢树立的一个理念。"把人民健康放在优先发展战略地位是我们每一个医疗工作者毕生的守则。然而，因为医疗是一种知识高度集聚的产业，极容易出现集群效应。2022 年中国城镇化率超 60%，每年有 4000 个乡镇卫生院、乡卫生室消失，健康扶贫道路缺乏最基础的卫生场所，下一步的路又将何去何从呢？仅存的乡镇卫生院，又不断面临着"医生"的流失、内生动力不足的难题，基层卫生场所逐渐形成"就医场所缺失——医疗观念断层——基层

就诊凋敝——就医远赴他地"的困境。

工作室以邱蔚六院士关心下一代口腔健康理念为核心，欲在多地建立基于"医学人文主义"为基础的"久蔚"诊室，以及利用"互联网+"技术为依托的"久蔚"虚拟诊室，在交通大学医学院、口腔医学院、九院临床医学院多个优秀医疗资源平台的支持下，将优质的医疗资源普惠更广泛的地区。我们想以此诊室为基础秉承关心关爱青少年的宗旨，尽力为青少年身心健康、生活幸福提供良好的环境和条件，实实在在为青少年提供帮助。通过已形成的"科普孵化营+'云义诊'+线下坐诊"的模式培育当地青少年。未来将以上海为基础，拓展至长三角，进而辐射全国。帮助地方政府、教育单位更好地依托"久蔚"诊室的运行来推动儿童健康事业的有序推广。通过合理布局"久蔚"行动、科学设计项目，基于公益为核心综合开发，促进医疗资源跨地空间布局和医疗框架优化，为地方政府、教育单位提升医疗保健和社会民众提升医疗意识提供解决方案，推动健康扶贫建设与儿童健康成长的良性互动、有机协调。

三、主要做法：凝聚青年之"术"——承担育人责任

依托"邱蔚六工作室"实践基础，重点关心乡村包括特殊人群和留守儿童在内的下一代人群的口腔卫生问题和健康发育问题，创建"久蔚"诊室公益品牌，开展系列社会实践活动。着眼于长期，以儿童口腔健康保健社群为基础，通过搭建实体乡村诊室以及利用"互联网+"平台搭建虚拟诊室的模式，在九院专业医师团队的背景支持下，通过地方创生、社会共建的模式搭建"久蔚"诊室。所有诊室统一管理，地方运营。目前已形成"科普孵化营+'云义诊'+线下坐诊"的模式培育当地青少年，结合返乡大学生的青年力量，将守护健康传承的接力棒赋能家园未来的"绘图人"，最终达成种下种子，肥沃乡土，传承家园的目标。

（1）发挥青年医生、学生优势，用好党员、团员青年队伍"活水"，调动主动践行能力，定期进行志愿者队伍的选拔与协同培育，为团队蓄水池注

入新活力，做好固本铸魂工程。

（2）发挥医学人文效能，挖掘人文教育基地，开展具有临床分会特色的"青年思享汇""医学人文系列活动""红色基因青年说"等主题活动，提供专业支持，使居民在健康上真知真懂；使医学生有灵魂、追卓越；使青少年厚情怀、明担当，做好薪火相传工程。

（3）挂牌基地的"定期服务"与"主题活动"服务同行，发挥专业所长，义诊惠民，助力口腔健康事业。开展红色精神讲解公益项目，激发青年对党、对国家的热爱与担当之情。做好知行合一工程。

（4）发挥导师、班导师、支部书记多师联动力，通过示范引领作表率，让学生科普口腔健康，在志愿服务中践行医学生责任，使久蔚诊室项目常态化长效化，做好卓越人才工程。

久蔚工作室提升了团员青年深入祖国大地的实践能力，又激发了团员青年的政治热情和生机活力，是关心下一代工作品牌创新实践的典型案例，同时也形成了党建引领思想、人文促进团建、公益服务社会、科普响应政策的基层帮扶新模式。未来，工作室将继续强调专业化共创、社会化共建、公益化共享，进一步提升品牌的效能。

权利为本的社会健康倡导行动

——"梦想医学院"领航儿童自主健康管理，助力儿友好医院指标建设

复旦大学附属儿科医院

一、项目概要

"梦想医学院"领航儿童自主健康管理项目，是儿童健康平等的先锋倡导项目。它积极响应健康中国"人人都是健康第一责任人"号召，聚焦健康管理中儿童主体性本身，首提权利为本、儿童健康促进模式本土化，首创复旦儿科儿童自主健康管理模式，更是健康中国战略首批典型示范案例。是2019年央视踩点上海首个且唯一深度报道项目。复旦大学附属儿科医院以提升儿童自主健康管理能力为目标，以构建沉浸式儿童健康科普输出平台为指引，加强医学人文服务建设，助力公立医院高质量发展的探索历程。让社会大众及医疗同行开阔儿童健康管理视野，增进对医务社工赋能医院健康倡导和运营管理，增进对儿童自主健康管理相关理论的理解。其丰富实践和前瞻性建议也可为医院管理人员提供可供参考的切实经验和启示。自2018年项目启动至今，每年开设沉浸式科普活动超200场，线下沉浸式体验人次超过3.5万，单上海区域已经覆盖100%，线上累计科普人次超过1.5亿。

二、项目主要内容

　　"梦想医学院"创建之路：打造四项全国"首个"，从传统医学科普走向儿童自主健康管理倡导行动，最终以此为标杆，成功助力构建上海首个儿童友好医院三级指标体系。该倡导项目主要内容包含：（一）建成"梦想医学院"全国首家儿童医学体验馆，首创沉浸式儿童医学体验，形成可复制、可推广运营模式；（二）建成"梦想医学院"全国首个床旁儿童健康管理智能交互系统，智慧医疗创设全儿童人群全流程健康管理空间；（三）建成"梦想医学院"全国首个"儿童健康一平方"资源空间模式，数字化整合儿科三级诊疗健康管理需求；（四）开创"梦想医学院"权利为本的儿童健康管理社会倡导行动，助力上海首个儿童友好医院指标建设。

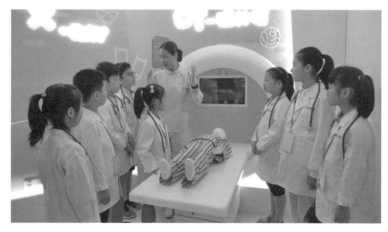

"梦想医学院"全国首个地铁儿童医学体验馆开展沉浸式医学宣教，儿童换上小白大褂、戴上听诊器，在专业医护人员引导下，沉浸式学习健康管理相关知识技能

三、项目特点

　　"梦想医学院"儿童健康管理倡导行动项目在以下 6 个方面有所创新：① 理念的创新：倡导"权利为本"的儿童健康管理；② 视角的创新：引入

儿童权利视角，突破人群限制的全儿童人群科普项目；③ 学科的创新：MDT专家团队共商儿童健康管理科学；④ 实践的创新：沉浸式体验改变单一科普形式；⑤ 传播模式的创新：线下还原现实医疗场景与线上延续性健康管理联动；⑥ 创新的产出：多种类、多数量、多形式。

四、应用及推广（效益）

梦想医学院已正式开启"标准化运营"模式，完善复旦儿科儿童自主健康管理项目第三方复制、推广路径。儿童健康管理宣教资源输送覆盖上海近80%区域。截至目前，该项目累计获得国家级、省部级、区级课题11项，核心期刊发表中英文论文十余篇，累计影响因子15.762，累计他引89次，参与著作3本，软著、专利、美术作品等知识产权22项，国内外大会发言6场。2019—2021先后获得中国健康行动典型案例、上海健康行动典型案例，2022年获得北京大学主办"林护杰出社会工作奖"及上海十大医改创新举措，其余国内外奖项10余项。应用推广包含：

（一）2023年度世界设计之都大会

全国首个"梦想医学院"地铁儿童医学体验馆。至今累计开放超238场次，线下接收健康管理体验人次超3000人次，覆盖上海81%区域。云端活动28场，总受益人次超2亿。该单项产品作为儿科首个场馆项目参与2023年度世界设计之都大会参展。

（二）"梦想医学院"互联网＋

全国首个"梦想医学院互联网＋"住院患儿床旁智能交互系统。超500台设备覆盖院内17个病区，促进住院患儿健康服务资源配置网络，第一时间接触到专科疾病管理知识、慈善资源、志愿服务资源。至今累计访问人次超2.6万，总覆盖住院人数超过6000人。

（三）"梦想医学院"儿童健康一平方两个阵地建设

党建引领社区自治，建设全国两个"梦想医学院"儿童健康一平方。今年以来，牵头与梅陇镇党委合作，在中庚漫游城、社区学校、初心驿·陇上行党群服务站建成了 3 个儿童健康一平方，引导卫生人才赋能梅陇儿童健康成长生态优化。

"二康说——科普伴我行"健康科普品牌

上海市第二康复医院

一、创建背景与内容

一直以来，医院高度重视健康科普工作，积极顺应新媒体发展潮流，创新科普宣传形式，结合微信订阅号、微信服务号、微信视频号、抖音号、微博等新媒体平台，全力打造医院健康科普品牌"二康说——科普伴我行"，推送集趣味、实用于一体的原创科普作品。借助院内"科普点亮健康生活"科普作品征集大赛平台，职工们发挥自己的康复专业优势，积极创作内容浅显易懂、形式新颖丰富的健康科普图文和短视频，逐渐形成以短视频为主的健康科普特色亮点。

二、主要做法

（一）创建科普宣传阵地

一直以来，医院高度重视健康科普工作，充分发挥医院康复特色优势，为促进广大人民群众健康素质提升和健康中国建设发力。近年来，医院积极顺应新媒体发展潮流，创新科普宣传形式，成立"上海市第二康复医院订阅号""上海市第二康复医院就医服务号""上海市第二康复医院抖音号""上海市第二康复医院微信视频号"四大宣传阵地，积极配合做好健康科普宣传工作。

（二）打造专业科普品牌

经过探索与创新，医院先后创建"二康说—科普伴我行""科普点亮健康生活"两项科普品牌，已连续四届举办作品征集大赛及首次举办科普品牌征集活动和健康科普人物选树活动，鼓励职工们发挥自己的专业优势，积极创作内容浅显易懂、形式新颖丰富、易于普遍传播的科普图文和短视频，目前已形成具有一定影响力的健康科普人才团队和专业的宣传队伍。已立项上海市康复医学会科普项目 2 项，立项上海市康复医学会科普课程 3 项。

（三）举办科普系列活动

为提升品牌关注度，创新方式方法，挖掘康复专业人才，推出"二康·医生讲科普"系列科普活动，通过生动活泼的情景类短视频普及健康知识；结合重要时间节点，如世界物理治疗师日，推出"二康·科普——物理治疗师讲科普"系列科普活动，由康复治疗师深入浅出地讲解健康知识及技能，受到关注者的好评；还结合"世界洗手日""爱耳日""世界预防中风日"等节日，开展针对性健康科普宣传工作。

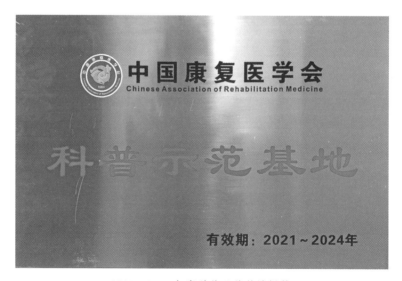

2021—2024 年度科普示范基地授牌

三、成果及社会效益

自健康科普工作开展以来，平台共推送各类科普公众号 480 篇、视频号 80 条、抖音号 80 条，内容包括康复宣教、护理宣教、日常保健等内容，并积极向上级平台报送高质量科普文章和视频。截至今年，"学习强国"平台录用科普文章及科普短视频近 40 篇；"宝山卫生健康"微信公众号平台录用科普微文 9 篇；"青春医家"微信公众号平台录用科普微文 1 篇；"上海宝山"微信公众号平台录用科普视频 1 条。

截至目前，我院各平台累计推送各类科普信息 716 篇，全网关注人数达 8000 余人，平台最高阅读量达 22.4 万余次，引起社会各界人士的广泛关注。平台影响力辐射至医院周边社区，提高了周边居民对我院康复业务的认识和了解，自我院 2019 年健康科普平台规范化建设以来，我院门诊患者数量逐年增加，年增长量约 10%。此外医院发动多部门多科室联合下社区进行科普宣讲、发放科普宣传制品等活动，将健康知识送到居民家门口，得到周边居民的一致好评。

健康科普工作的开展，既能促进医学工作者们提高业务讲解能力，又能让人民群众掌握医学知识、防病治病的方法、医学保健的办法。今后我院将继续发挥科普平台的优势和特色，为人民群众提供更加优质的健康科普内容，促进全民健康素质的提升与发展。

"四位一体"点亮生命教育

上海市长宁区程家桥街道社区卫生服务中心

为全面贯彻落实党的二十大精神和习近平文化思想，中心党支部践行为民服务理念，立足"生命教育"科普主题及安宁疗护服务实践，引领支部党员组建生命教育讲师团队，积极做表率、展担当，充分发挥中心服务品牌优势，将生命教育做深做细，在学校、医院、家庭和社区内传播科学的生命教育理念，广泛营造关爱生命、追求生命价值与意义的良好氛围，积极探索具有中心特色的"四位一体"式生命教育模式。

一、培育"四支队伍"力量，打造多学科生命教育师资团队。

结合区域内"一中心一品牌一特色"，中心党支部组建一支以医、护、社等党员同志为核心的多学科生命教育师资团队，按照专业所长划分为四支小分队——"蒲公英""摆渡人""向日葵""彩虹桥"，分别走进学校、医院、家庭和社区，传播科学生命教育理念。同时，支部还定期邀请了专家面向师资团队开展叙事演讲、叙事伦理、活动策划等岗前技能培训，强化生命教育讲师团技能基本功，保障生命教育实践高质量与伦理合法性。

二、创新"四位一体"模式，培育科学积极的生命观理念。

1. 开展校园主题讲座，启发青少年生命觉察力。

"蒲公英"生命教育小分队讲师相继走进了哈密路小学、泸定中学、虹桥中学、上海第二轻工业学校和华东理工大学等校园，以多场域、全方位、新思维为特点，面向大中小学生群体先后开展了多次生动活泼且发人深省的生命教育主题讲座，有效激发了学生对自我生命的觉察力与思考。同时，"蒲公英"生命教育小分队导师还积极邀请学生结合讲座感悟，借助生命艺术绘画等形式参加了上海市安宁疗护艺术展，生动诠释了青少年视角下的多彩人生。

2. 走进医院沉浸体验，挖掘青少年生命意义感。

"摆渡人"生命教育小分队发挥中心安宁疗护生命教育实践基地与伦理基地场域优势，积极探索制度化下"医校合作生命教育新模式"。邀请哈密路小学学生和上海师范大学研究生来到中心生命教育基地，参与中心常态化、沉浸式的生命教育工作坊和志愿者主题活动。以小课堂、微采访、情景剧、故事汇和猎奇游戏等活动形式，逐步引导青少年在体验医患角色、聆听生命故事、锻炼心理韧性、践行利他行为的过程中，感受生命影响生命的力量，激发青少年群体对生命意义的探索与践行。

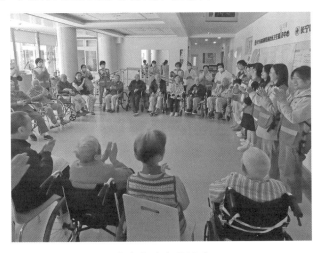

病房住院患者活动

3. 关注家庭关怀，改写患者家属生命叙事。

"向日葵"生命教育小分队实施院内"照护者学校"，一方面依托小课堂，通过理论讲解与现场模拟相结合的方法，帮助患者家属熟悉患者相关疾病，掌握常见的照护技能和有效陪伴方法，给予患者最需要的支持；另一方面，借助"心灵有约故事会""生命百态"叙事工作坊引导家属通过叙事宣泄照护压力，在小组团体互动中获得情感支持，不断调适生命叙事及对疾病和死亡的定义。

4. 扎根社区拓展受众，倡导老年人积极老龄化。

"彩虹桥"生命教育小分队与街道、居委会共同携手推进"生命教育进社区"。聚焦社区肿瘤患者家属、社区老年人，开展了"遇见最美的自己"生命教育工作坊、"直视骄阳"生命教育大讲堂等主题活动，以及线上生命教育云课堂，引导社区老年群体养成健康养老意识、践行积极老龄化；通过群体叙事发掘生命中的高光时刻，实现自我整合，唤醒自我生命意识，激发生命活力与潜能。

以多学科、多场域、专业化和创新性为特点的"四位一体"式生命教育模式，以系列科普活动分别将生命教育带到课堂上、病房里、家庭内和社区中。讲师团分别立足目标对象，依托自身专业知识及工作中所见证的真实的生命故事，通过生动活泼又不乏深度思辨的活动形式，向青少年学生、患者家属和社区老年群体等传递科学、积极的生命理念，也促使他们逐渐从生命的感知者、生命教育的受益者逐渐转化为生命教育的倡导者，一定程度上拓展了生命教育的广度和深度。通过传播卫生健康文化理念，营造卫生健康事业繁荣发展的氛围。

"心视野·心对话"精神卫生健康品牌项目

上海市长宁区精神卫生中心

长宁区精神卫生中心以习近平新时代中国特色社会主义思想为指导，坚持以人民健康为中心，全面贯彻落实党的十九届全会和二十大精神，主动承担社会责任，策划组织"心视野 心对话"心理健康宣传科普活动，促进心理健康和精神卫生，全力推进长宁精神卫生健康事业高质量建设。

"心视野·心对话"作为长宁区精神卫生健康品牌项目，至今已走过14个年头。自2010年起，由长宁区卫健委主办，长宁区精神卫生中心承办，联合长宁区多个部门，携手上海人民广播电视台，连续每年举办"心视野·心对话"心理健康科普宣传项目。该心理健康科普将心理、人文、社会三者紧密且巧妙地联系在一起，始终以倡导精神心理健康，祛除精神疾病污名化，塑造积极社会心态为宗旨，广泛传播心理健康知识，普及相关法律法规，提升民众心理健康知识、推进精神卫生健康向社会心理服务领域持续拓展。

14年来，长宁区精神卫生中心坚持"从心出发，以文话心""心视野·心对话"心理健康科普宣传项目，举办过大小不等形态各异的心理健康论坛。十余年来，论坛分别以"与心灵相约"（2010）、"阳光心态快乐生活"（2011）、"轻舞心灵之美"（2012）、"催眠与觉醒"（2014）、"以文化心"（2015）、"以身为镜，问心之道"（2016）、"察之几微，心之改变"（2017）、"心之所安，长修则宁"（2018）、"初心不忘、家国情怀"（2019）、"应心而化、生生不息"（2020）、"遇见时光、聆听心声"（2021）、"守护大地 仰望星空"（2022）、"促进心理健康　守护美好未来"（2023）为题，倡导精神心理健康，祛除精神疾病污名化，塑造积极社会心态。心理论坛的主题和内容随着卫生健康事业发展和百姓需求而变化，从早期以引导大众如何处理人际关系、工作关系、维护心理健康为主，到中期聚焦青少年成长、职业人群心理健康和家庭教育观念重构，满足青少年、白领等焦点群体的心理需求。在疫情防控期间，以"防疫新常态，聚焦心健康"为主题，始终坚持贴近民众需求，提升公众对精神健康的认知和理解，受到社会各界不同人群的广泛关注与喜爱。

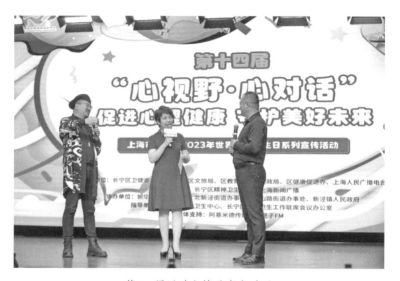

第 14 届活动主持及嘉宾对话

"心视野·心对话"健康科普宣传是以"主题演讲＋健康论坛"的形式，由上海金话筒节目主持人秦畅女士担任主持，每年邀请资深医疗机构精神科专家、高校心理学家和教育学家以及社会各界大咖，借由主旨演讲、主题论坛、体验互动、现场问答等形式汇聚一堂，跨界融合精神病学、心理学和社会学等多个领域，巧妙融合心理、人文、社会三者，于微观处，激发个体自主探索能力，关注内在体验与理性的和谐，探索现代人的幸福安心之道；于中观处，将深邃文化的载体与实用精准的心理径路合一，强调对话的过程，构建高品位的精神家园。

"心视野·心对话"精神卫生健康科普项目举办至今，已邀请70多位专家参与对话，线下观众涵盖政府机关、企事业单位、各大社会院校、初高级学校、武警部队，6000余人次参加，线上观众人数更是不计其数，解放日报、文汇报、人民网等10家主流媒体多年来持续对"心视野·心对话"活动进行全方位的连续报到。

长宁区的"心视野·心对话"精神卫生健康科普项目紧密契合社会发展和民众需求，深入贯彻落实党的二十大及二十届二中、三中全会精神和《"健康中国2030"规划纲要》，用广大人民群众喜闻乐见的形式，引发对心身和谐发展的深度学习和理解，未来也将秉持积极探索的精神，持续开展多元文化交融，着力构建造福大众的社区心理服务品牌，营造全民关注和促进心理健康的良好氛围。

"杏"福里中医文化特色街区建设

上海市杨浦区中医医院

一、案例背景

为进一步提高健康文化推广的精准度，使之更贴近百姓的日常生活需求、更深融入百姓的生产与生活实践，从而更有效激发广大人民群众对健康自我管理的内在动力，区中医医院在充分发挥区域化党建联盟优势的基础上，携手大桥街道，将中医药文化推广融入社区健康治理，在文化传承推广和健康服务模式方面进行创新探索，打造"杏福里"中医特色文化街区，让中医文化在社区"落地生根"，让健康理念在社区"开花结果"。

二、实践措施

做实中医文化示范"点"建设。

在区委宣传部的指导下，区中医医院联合大桥街道党工委、办事处共同打造锦州湾路中医文化街。"讲文明，树新风""传承精华、守正创新"等文明创建宣传牌搭配上节气养生知识、中医适用技术、常用中草药的科普介绍，通俗易懂的文字，生动形象的图片，在"扮靓"城市的同时，更带来一场润物细无声的文化洗礼。通过环境氛围建设的不断升级，厚植中医文化土壤，不断强化中医文化特色街区设施"硬实力"。

在区精神文明办的支持下，中医文化街 2.0 版本——新时代文明实践中医特色文化街区历经近半年的筹建，现已正式动工。街区由锦州湾路、河间路、临青路和宁国路围合而成，将打造中医微展馆，展陈名医、名书、名药、名方，展示中医药文化、理论、发展历程等内容。此外还将建设中医药主题公园，打造全民宣传中医、学习中医的公共空间。位于锦州湾路 90 号的新跃幼稚园也将增设独立的中草药种植区域——百草园，在小朋友的心里埋下一颗"中医种子"。

做优中医特色志愿服务"线"。

区中医医院坚持党建引领，突出支部品牌与学科特色，通过组建了一支以党员为核心、科室业务骨干为中坚力量的"杏林心"志愿服务队，结合居民需求和节气时令，拟定了一份中医特色鲜明的专属服务清单，来保证每月持续的"杏"福推送活动，有效提升中医服务"软实力"。

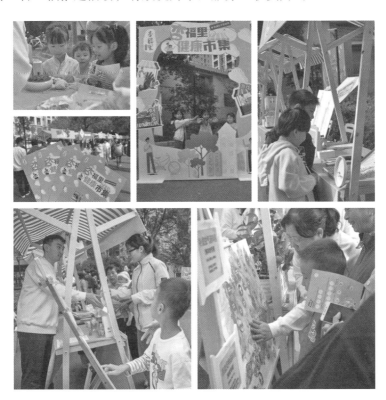

开展"杏"福市集多样化活动

通过渗透式推广促进"线"的延伸,探索"医院+街道"全新健康治理模式。在中医特色文化街区的平台支持下,以医院为主导,以街道为支撑,依托辖区内 24 个居委会,建立"1+1+24"健康服务网络,精准获取居民需求,为居民提供"点单式"健康服务,在辖区内开展免费义诊及咨询、中医特色疗法体验、中药茶饮品饮等活动,把最优质的中医药服务带给最需要的人。

做大网络平台辐射"面"。

在医院公众号上开辟"杏"福号角专栏,扩大活动影响力。做到活动前积极预热,活动中跟踪报道,活动后及时收集居民需求和反馈,不断改进和优化服务,有效实现项目服务的全过程链条。

借助区级网络平台扩大科普辐射面。与区融媒体合作开设"中医杏福说"系列视频节目。通过中医文化与生活、中医健康知识、中医药膳制作、中医实用技术等百姓关注的中医健康热点板块,深入浅出地讲解中医知识,传播中医文化,为居民提供权威、实用的健康建议。更好满足杨浦百姓对中医健康知识的需求,让更多的人了解中医、信任中医、受益于中医。

通过点的建设,线的延伸,面的辐射,将中医文化融入社区居民生活,不断提高中医健康服务品质,打造"杏"福为民优质品牌。

三、取得成果

中医健康需求问卷调查,以高血压为例,24 个居委会在短短 5 天内共回收有效问卷多达 651 份,愈加反映出老百姓对中医药健康推广工作的支持和期盼。自 2023 年 9 月起,区中医医院在辖区内共举办大型中医健康市集活动 3 次,开展义诊及咨询活动近 20 余场,组织中医特色疗法体验、品尝中药茶饮、香囊制作体验等专题活动 10 余场,累计覆盖近 3000 人次。

"医"心为民谋福祉　守护心灵保健康

上海市金山区精神卫生中心

　　为贯彻落实党的二十大精神和习近平文化思想，更好地建设新时代医院文化，金山区精神卫生中心围绕"人民健康为中心"理念，始终坚持党建引领，以"精神引领、人文关怀、人文志愿、科普宣传"四位一体建设模式，激活文化磁场持续发力，唱响一曲守护健康的赞歌。

以"精神引领"推动文化传承

　　医院以党建引领文化发展，通过顶层设计统领、研究传承筑基、人文服务烘托、志愿示范带动等多个维度全面发力，凝练独具特色的医院文化。

　　对医院而言，文化建设是"滴水穿石"的工作，非一日之功，而一旦发挥作用则能"春风化雨"。近年来，医院打造"形象大使雕塑"让文化具象化；制作"院史文化墙"让历史看得见；创作院歌"心灵守护"让文化被听见；通过"品尝1949号精神抖擞月饼""解密精神卫生面纱开放日"等让文化富予仪式感，增进职工与社会对医院文化认同。通过"人文关怀项目""人文志愿行动""科普宣传普及"让医院文化更有温度、深度和广度。

以"人文关怀"点亮文化火种

　　人文关怀和专业技术同是医学展翅翱翔的翅膀，"医学人文精神的践行"

是医院始终不渝的追求和对患者"最长情的告白"。

面对常驻的 400 多位精神障碍患者，医院从"我是患者"体验出发，形成"心理护理、医疗沟通、社工个案服务"三级响应机制，以"共情 + 沟通"增强患者康复正能量。在"医"有所为、"患"位思考的精神内涵驱动下，医院为患者增设"解忧信箱"，以微小却长存的善意成就事事有回应的"温柔树洞"；从"我们节日"出发，来一场电影之约、一隅之境觅绿植情怀、设立"读书角"拓宽"悦空间"等，用传统活动的文化内涵滋养患者心灵。在"以病人为中心"医院服务宗旨的引领下，我们播撒人文火种，让服务更有温度。

以"人文志愿"讲好文化故事

文化是医院的血脉，是医院底蕴呈现，是医院建设灵魂所在。医院以"人文志愿"带动职工在"奉献中成长，实践中升华"。我院孕产妇全生育周期项目获第六届"上海医改十大创新举措"提名奖，"知心驿站"获"第四届上海市卫生健康行业青年志愿服务项目大赛"优胜奖。

精神障碍患者因家庭支持系统缺失等因素，回归社会之路"荆棘丛生"。小欣（化名）碰到类似问题，医院"携弱扶残"探索精康融合，坚持不懈地支持其重建，持续助力其社会康复及职业训练，寻求支持资源。一年后，小欣迎来了她的"光"，实现工作和婚姻双丰收。医院秉承"民有所需，我有所行"理念，主动"敲门"志愿服务，擘画"心理卫生新蓝图"：筹建"萤之光"科普讲师团，心理卫生服务送上门；建立 244 家"知心驿站"，服务触角延伸至金山每个角落；"1+N"新模式入驻产科门诊，实现孕产妇"身心"健康全生育周期呵护；推广"医养教"结合模式，打造"5 分钟"服务圈"心氧吧"。在"仁爱、传承"医院精神的推动下，我们讲好人文故事，让医疗服务更有深度。

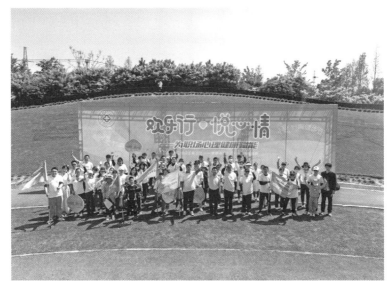

2023 年 4 月 7 日，世界卫生日，我院聚焦职场心理，在花开海上开展"欢快行 悦心情"——职场心理健康赋能主题宣传活动

以"科普宣传"打造文化名片

医院以"科普文化"为导向，通过"互联网＋"方式，坚持"健康促进、科普为民"的发展思路，打造"小金精"特色科普名片。《陌上花开》三部曲微剧获全国 2023 年新时代健康科普作品奖（科普剧）；《痴呆有信号》获上海市中西医结合学会首届结合医学科普大赛视频类二等奖。

拓展宣教内容：举办"护心守护家"家属科普项目、拥有 35 项菜单的"萤火虫"讲科普、设计小金精暑期科普包等；创新表达方式：拍摄《走进身边的知心驿站》宣传片、十集《好孕四人行》短剧等，以脱口秀、情景剧、小品等展示科普魅力；形成科普系列：将科普知识凝练成 7 个系列，通过学习强国、抖音、微信公众号等扩大普及面。在"团结奉献　开拓进取"医院院训指引下，我们做好知识传播，让科普文化更有广度。

未来，医院将持续把好文化建设"方向盘"，夯实医院高质量发展思想根基，以文化聚力，厚植上海城市精神，提供有关怀的医疗服务、培育有情怀的医护人员，更好地服务群众身心健康。

党建引领赋能文明创建，科普推广提升百姓健康

上海市普陀区甘泉街道社区卫生服务中心

案 例 背 景

在普陀区委"党建聚力年"的号召下，甘泉街道社区卫生服务中心积极响应，深度融合党建与业务工作，以"恒心·恒行"党建品牌为引领，创新性地将党建活力转化为推动文明创建与健康科普的实际动能，特别聚焦"一老一小"两大重点群体，精心编织起一张守护老年人幸福晚年与学生健康成长的健康防护网。

主 要 做 法

一、老年健康守护：党建引领下的"文明星连心"：针对老年人群体的健康需求开展系列服务，以实际行动践行以人民为中心发展理念，体现了党组织对民生福祉的深切关怀，彰显了党建工作在推动社会治理现代化中的积极作用。中心党支部和南泉苑党总支进行共建签约，深入居民区通过问卷调查、座谈会等形式，精准把握老年人群体的健康需求，量身定制健康科普"菜单"。定期在南泉苑开展老年人健康讲座、健康咨询等活动，确保老年人享受便捷、高效的医疗服务。健康讲座围绕常见疾病预防、健康饮食、康复保健、中医养生等主题，为老年居民提供科学、实用的健康指导。通过生动

的讲解和互动环节，增强老年人的健康意识和自我保健能力。

二、学生健康成长：“小甘小 Q 说健康”科普新风尚：“恒心·恒行”品牌进校园。中心党支部与万里城实验学校开展共建签约，开展“医校融合”项目。在合作框架下，健康科普知识不再仅仅是书本上的文字或遥远的医疗概念，而是化身为生动有趣的课堂互动、寓教于乐的游戏环节，以及贴近孩子们生活实际的案例分享。小甘和小 Q 作为科普小使者，以其独特的魅力和亲和力，让健康知识变得亲切可感。

通过一系列活动，学生不仅能够学习到基础的健康知识，如饮食均衡、适量运动、良好睡眠的重要性，还能了解到疾病预防、心理健康等更深层次的卫生知识，逐步树立起正确的健康观念和生活方式，促进医疗资源与教育资源的有效整合，为培养具有健康素养的下一代开辟了新路径，更增强了学校应对突发公共卫生事件的能力，助力构建健康、安全、和谐的校园环境。

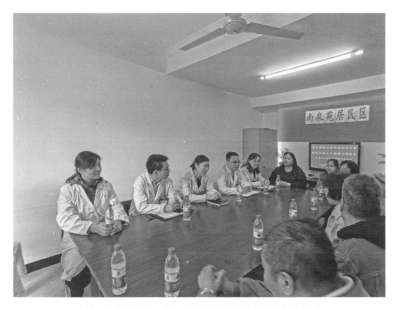

与南泉苑居委会开展座谈征集居民健康科普需求

三、新媒体促进传播：“恒心·恒行”品牌领航，科普品牌作为抓手。中心党支部利用中心视频号平台，打造“小甘小 Q 说健康”科普栏目，推出系列科普微视频，以生动有趣的形式普及健康知识，展现科普文化推广新效能。平台还将科普视频投放至社区、学校以及上级宣传平台，提升科普覆盖面，将栏目打造成中心推广健康科普的一面旗帜，为提升百姓健康素养、构建健康社会贡献力量。

成效与亮点

一、居民满意度显著提升：通过党建引领下的健康科普活动，老年人和学生群体对健康知识的知晓率和健康行为形成率均有所提高，居民对社区卫生服务中心的满意度和信任度显著增强。

二、品牌影响力扩大："恒心·恒行"党建品牌及"小甘小Q说健康"科普栏目成为社区内的知名品牌，吸引了更多居民关注并参与健康科普活动。

三、创新模式可复制推广：中心探索出的党建引领健康科普新模式，为其他社区卫生服务中心提供了有益借鉴，具有一定的推广价值。

结　语

甘泉街道社区卫生服务中心通过党建引领赋能文明创建，以科普推广为桥梁，不仅提升了老年人的生活质量，也为学生的健康成长筑起了坚实的防线。未来，中心将继续深化"党建引领＋文明创建"工作机制，不断创新健康科普形式和内容，为"一老一小"提供更加贴心、专业的健康服务。

基于新媒体公共卫生人文科普传播探索

上海市松江区疾病预防控制中心

一、制作背景

2016 年习近平总书记提出，科技创新、科学普及是创新发展的两翼，要把科学普及放在与科技创新同等重要的位置。科普是科学技术普及的简称，是指以通俗化、人众化和公众乐于参与的方式，普及科学技术知识，倡导科学方法，传播科学思想，弘扬科学精神，树立科学道德，以提高全民族的科学文化素质和思想道德素质。截至 2022 年底，中国移动互联网用户已达 14.53 亿户，新媒体已经取代传统纸媒成为获取信息和知识的新途径，短视频时代来临，健康科普传播的方式也从单一的线下培训、宣传册发放、报纸传播向移动端发展。科普内容在移动端的被关注程度已经成为影响健康科普传播广度和深度的重要因素之一。

健康科普传播是疾控中心重要的工作职责之一，专业技术和相关工作人员参与科普传播的全过程，他们的人文素质和科学精神直接影响着科普内容的品质。而健康科普的高质量发展也同时要求从业人员创新原创内容，细分人群，走出公共卫生科普同质化的困境。传统科普更多的专注于科学知识的传播，然而科普传播还应该包括科学精神，科学道德等文化层面的深层次内容。因此，《基于新媒体平台的公共卫生医学人文科普传播探索》项目应运而生。它以医学人文科普为重点，以项目为抓手，从医学历史、医学人物、医学院校及学科建设历程、世界重大公共卫生事件等内容中寻找创作源泉，深入挖掘知识与技能背后的历史与文化内涵，提升专业技术及相关从业人员的综合人文素养，实现医学科普的高质量发展，为医学科普与文化产业融合，实现跨越式发展探索可行道路。项目还能促进公共卫生专业人员及相关从业者医学人文综合素质的提升。

二、做法及成果

项目选取抖音、快手、B 站、"松江疾控"微信公众号为主渠道，按照视频生产流程，定期制作并发布公卫人文科普视频作品，探索平台自然流量下，科普人文视频作品的被关注情况。截至 2024 年 5 月 6 日，共制作 13 部视频作品（医学人物 5 部、医学事件 5 部、医学历史及知识 3 部）。最受欢迎的 7 部为：《生命的"黑板檫"——人类与埃博拉》《史上最惨烈的救援——切尔诺贝利核事故》《知史知未来——"疾控中心"的前世今生》《当整体观遇到理想主义——兰安生》《1910——哈尔滨鼠疫消亡史》《中国公共卫生监测的先驱者——何观清》《中国最成功的"防疫战"——爱国卫生运动》。

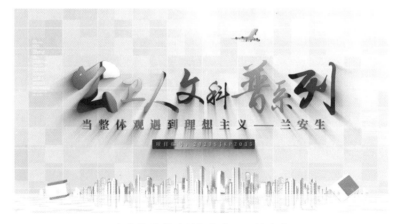

当整体观遇到理想主义——兰安生

抖音平台用户以 18—35 岁为主，且多分布在一、二线城市；快手平台用户年龄层次略低于抖音平台，多分布在三、四线城市，平台更倾向于本土化社区；B站用户则以Z+世代用户为主（Z世代1995—2009年），且B站已经成为年轻人学习知识的新潮流。分析不同平台人群画像和关注情况，抖音和B站最为活跃，而B站有着更高的互动性，可以探索开发更多的原创作品。

本系列科普作品自发布之日起在业内受到广泛关注，作为上海市首个公卫科普人文原创内容，既拓展了医学科普创作者的思路、创新想法和选题方向，也引领文化+医学科普的新潮流。然而，无论是人文素养的提高还是科普品牌的建立都需要更多的探索、更多的积累和更长的周期。人文科普更是一个集医学知识、人文素养、综合审美、科技传播等多领域知识为一体的跨专业内容，科普人才的培养也将是未来需要思考的问题。

践行人民至上，创新医疗服务品牌

上海市长宁区妇幼保健院

主创郭纪芸和张瀚琳作为《健康脱口秀·第二季》长三角四强选手，秉承着长宁区妇幼保健院"仁爱、奉献、严谨、创新"的院训精神。自2023年2月起创建视频号"郭严谨和张创新"，每周一更，持续至今已发布视频81个，点击率破20万，并在多个自媒体平台滚动放映，获得了社会极大关注度和群众好评。该视频号荣获2023年上海市妇幼健康科普特色创新案例《十大优秀案例》；2023年上海市健康新媒体新锐奖项。

一个"平台"，传播卫生健康文化

团队紧抓融媒体风口，视频号结合热门话题、社会关注问题，积极发布健康科普视频。2023年共计拍摄完成54个科普短视频。围绕母婴全生命周期，梳理出一条覆盖"婴幼儿期、青春期、育龄期、围绝经期"全生命周期的健康科普链。内容涉及妇科、产科、儿科、检验科、药剂科、超声医学科、护理等多学科，更联手信息科、财务科后勤等多部门演绎。

特别值得一提的是，自2024年起，本视频号开启科普微短剧发布。微短剧《好孕成双》以两大女主戏展开，内容主要以妇幼健康全生命周期叙述，讲述了都市白领女性张小吉和龚雨菲如何平衡事业和家庭，将女性健康和社会问题融入其中。剧中人物立体、真实，案例均来源于患者的真实担忧和困扰，通过角色演绎，将复杂的医学概念以生动、易懂的方式呈现给观众，场景式、体验式、沉浸式的剧情更好地激发了大众的参与感。

一群"达人"，激活医院文化动能

视频号所有内容包括从脚本到演员录用再到后期制作，均由医院内部员工参与制作，称得上是沪上唯一一部由院方独立"操刀"的科普平台。核心制作团队 10 人，均为 95 后。编剧郭纪芸荣获"第二届上海市健康科普推优选树活动"健康科普新锐人物提名奖。剧中饰演角色小唐的药剂师唐煜明在《健康脱口秀·第三季》斩获全国四强。

在这部剧中，医务演员们不仅在镜头前展示了他们精湛的演技，更在拍摄过程中深化了对医学知识的理解和应用。不仅促进了专业成长更使他们真正成为了医学知识的传播者。随着剧情的推进和角色的深入，他们通过角色的演绎，将复杂的医学概念以生动、易懂的方式呈现给观众，从而有效地普及了医学知识。与此同时，多个健康科普号也孕育而生。有海派超声医学"焦额旁友"，也有小红书时尚健康博主"药师 Tang"等。

一众"品牌"，加持健康妇幼体系

在视频号的带领和影响下，越来越多"长妇幼"人运用新媒体、新思维，创作出一个个令人耳目一新的健康科普作品。团队成员积极推动"长妇幼"临床各科室开设自营"小号"并担任健康科普主力，如妇科马博说、药剂科母婴药健康联盟、检验科青春检验站、护理部小安说产后、护理部小安说妇幼、心理科君述心理、超声 YAUMI 妇幼超声联盟、孕妇学校的孕校云等。"卫星式"健教矩阵影响更深远，它锻炼了健康科普好队伍、发掘了更多健康科普好作品、打造出更多健康科普好品牌。同时提供"蓄水池"和人才库，齐聚医、护、技等健教人才培养，引进培训课程，加快创作型兼展示型人才储备，畅通职称通道、荣誉表彰等。

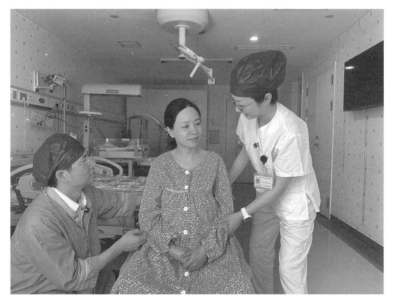

《好孕成双》科普微短剧剧情——一体化产房

为助力短剧走向更多市场，也让优秀的科普作品触达更多观众。视频号不断更新迭代。未来，团队会继续强化科普内容的专业性和权威性，在科普形式上不断创新，提升互动性和趣味性。整合各界资源，打造妇幼科普平台。利用好社交媒体平台，借助数字化、大数据等技术，有效推广卫生健康文化。

健康"星"睦邻

——公立医院新文化建设实践案例

上海市浦东新区人民医院

一、实践缘起

党的二十大报告指出，要坚持以人民为中心，在新的起点上推进理论创新、实践创新、制度创新、文化创新。文化是医院联系群众、服务群众的根与魂，是决定医院实现高质量发展的质和效。习近平总书记指出："中国式现代化赋予中华文明以现代力量，中华文明赋予中国式现代化以深厚底蕴。"《左传·隐公六年》中写道："亲仁善邻，国之宝也"。

"星睦邻"是上海市浦东新区人民医院在区域化党建联建背景下，为贯彻落实健康中国、乡村振兴战略，积极推动"15分钟社区生活圈"建设，以医院"星"文化系列品牌中的"关怀"核心为原点，融合"亲仁善邻"的传统睦邻文化，创新孕育的一项医社联动的健康关爱文化。

二、实践过程

2023年，医院组建了一支由社工与临床多学科组成的团队，走进距院3公里的大洪村（常住人口约2200人、老年人口40%以上），经历四个发展阶段，建立了"星睦邻"乡村健康关爱文化地标，探索出一套医社联动的健康关爱服务新模式。

调研阶段：团队与高校联动，开展问卷调查、访谈近 300 人，形成乡村健康需求报告与资源清单。

培育阶段：村委支持开发"星睦邻"公共空间，医务社工驻点，招募、培育、组建村民健康志愿者队伍 22 人，并结合乡土熟人网络的特点，因地制宜地建立宣传、沟通机制。

运营阶段："医－社－志"三方联动，以"星睦邻"为枢纽，建立"院前－院中－院后"的健康需求对接机制；"星睦邻"与村卫生室相邻，凡村民有基础医疗卫生服务之上的需求，值岗志愿者均通过公益热线向医务社工转介，社工为其规划个性化就医方案，并为高龄、行动不便、不熟悉就诊流程的村民安排医院公益星陪诊服务，令其获得省心、安心、暖心的就医体验；院后由村民志愿者跟进回访，形成服务闭环。

整合阶段：与医联体联动开展疾病筛查防治、大型健康咨询，与高校联合开发乡村健康促进资产，引入社会组织提供公益性社会服务产品，助力健康关怀文化环境营造，让乡村健康促进内涵更加丰富、更有温度。

三、实践效果

"四个一"建设成果：

一个健康睦邻服务点：关爱村民全体健康、提升村民健康素养，促进乡村内部与医院间正式与非正式的交流互助和文化共融。

一支健康促进生力军：赋能村民、志愿者、村委等村社力量参与乡村健康环境营造，推动多方联动的健康社会工作与志愿服务体系建设，以健康乡村建设推动乡村自治、护航乡村振兴。

一条健康需求转介链：联合医联体与志愿力量，促进医疗资源合理配置、就医需求高效转介、人文关怀全程陪伴、院后随访闭环管理。

一项健康管理新路径：将社会支持与医疗护理有机结合，推出融合饮食、运动、情绪、社交等非药物干预元素的健康处方，以衔接早筛、早诊、早治之后的延续性健康管理，引导村民个人真正成为自己健康的"第一责任人"。

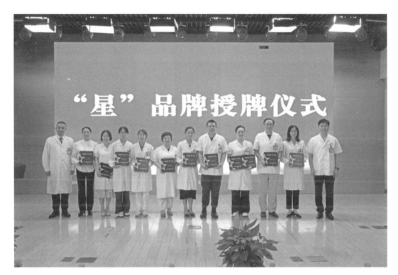

人民医院"星"文化系列品牌授牌

受益评价：村民徐萍（化名）："我受伤后，人民医院的医护、社工、志愿者像家人、邻居一样关心我的健康和感受，'星睦邻'的存在让我看病从来没有如此安心过。"村民志愿队队长毛安新："'星睦邻'传播的不仅是有益的健康知识，更诠释了'邻里'之间美好的关怀文化！"

截至目前，"星睦邻"直接服务超1000人次，综合满意度97.8%，45位村民享受一对一就医对接、30位行动不便的村民享受免费全流程陪诊服务、15位罹患多种慢病的村民收到为其量身定制的"健康处方"。

社会影响：该案例得到学习强国、浦东新闻电视台、浦东发布等多家主流媒体与平台的宣传推广。

四、案例亮点

创新性：在健康中国与乡村振兴背景下，建立以"亲仁善邻"为文化渊源的新型医社（村）互动关系，推动构建医院人文理论体系。

科学性：依据资产为本的社区发展模式、社会处方等社会学、社会工作理论开展项目化实践，同时与高校开展产学研合作，为方案设计、执行与评估提供理论支撑和专业指导。

可持续性：注重党建引领和村社力量培育，通过增强组织凝聚力、推动健康文化传播、促进多方联动合作、增强村民参与自治，推动实现共建、共治、共享的长效基层治理格局。

可复制性：形成了参考性、操作性强的系列产品，包括健康志愿者培育手册、健康科普工具包、健康处方、社区资源地图、公益陪诊服务流程等。

培育"双翼"青稞苗，科普之翼振翅飞

上海市普陀区卫生健康事务管理中心

一、案例背景

为更紧密地结合基层党建与科普人才培育，中心于今年5月成立"双翼青稞"人才培养项目，定位于"大科普"理念，力求通过系统培养，有效孵化具备专业素养与管理能力的双能型青年科普人才，更好地建设区域卫生人才队伍，更有力地推动科学知识普及，更有效地提升居民健康素养。

二、项目打法

"双翼青稞"项目拟在健康知识普及、信息平台构建、医疗设备采购、基建工程安全、财务核算规范、社卫医疗服务及医院综合管理等关键领域，发挥科普工作的核心作用。

（一）党建引领、创新驱动，不断提升核心竞争力，为实现高质量发展奠定坚实基础。

卫管中心职工中，研究生学历/硕士学位者近半数，拥有中高级职称人数超过一半，专业涵盖医生、药剂、护理、工程师、财会、社工、卫生管理、档案管理等9个领域。党政领导层包括上海市社区卫生协会全科专委会主任委员和上海市安宁疗护管理中心主任，依托市级资源的丰富性和专业人才的高占比，在项目成立的第一时间，组建了由党员骨干组成的科普项目管理团队，负责项目的整体规划和实施。

（二）做新管理，做精质量，打造"专业型＋管理型"双翼青年科普人才。

立足健康热点，深化知识培训，不断增强双翼青稞的"专业"能力；聚焦公众关切，满足社会需求。截至目前，在"双翼青稞苗"（团队成员昵称）的组织策划下，已完成"健康科普使用技能解析"专题讲座、"脑血管疾病预防、手指运动操"讲座、"行走的双翼青稞"爱尔眼科科普馆新地标打卡之旅等活动。8月中下旬，将邀请科普专家为区内全科团队成员开办"双翼领航 医启未来"科普能力培训班，课程涵盖科普文章写作、科普视频拍摄、科普期刊投稿、职称晋升和职业发展指导等多个方面。9月将以糖尿病为切口产出一系列科普视频。

三、取得成效

双翼青稞品牌以其独特的科普教育和社会贡献，在多个领域取得了显著的成绩：

团员科普能力提升：双翼青稞通过其创新的科普项目，显著提升了团员科普能力，即通过科普活动增强社区的凝聚力和居民的科学素养。

青年人才培养：双翼青稞致力于提升区内外青年人才的科普能力，构建"以科普理论为基础、科普创作为核心、项目建设为平台、职业规划为导向"的科普培训课程体系，通过系统的培训和实践机会，助力他们在科普领域成长和发展。

职称晋升与个人成长：双翼青稞在培养青年人科普能力的同时，关注他们的职业发展，鼓励团员发挥专业特长，增加科普作品的专业技术"含金量"，提高团员的职业获得感。

社会价值：双翼青稞与周边社区有效互动，通过普及科学知识，提升了居民的基本科学素质。

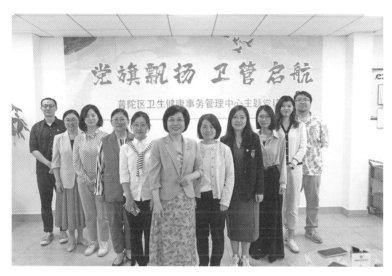

2024 年 5 月 15 日召开"双翼青稞项目启动会"工作

社会影响：让公众接触到不同领域的知识，促进文化交流，推动科技与文化的融合发展，促进人文精神和社会文明的发展。

双翼青稞品牌在党建引领下，围绕科普服务经济社会发展、科普服务人的全面发展和创新型人才培养、科普人才队伍建设、科普法治建设等重要命题，开展战略性、前瞻性和储备性研究，探索党建引领下的科普战略对科普实践的指导作用，取得了积极成效。

探索科学普及新路径　打造全维全域科普"八一"队

——上海长征医院依托"云上长征"科普会客室，探索卫生健康文化推广新模式

海军军医大学第二附属医院

海军军医大学第二附属医院（上海长征医院）"云上长征"科普会客室以市民群体中特殊人群和典型疾病的健康管理与求医问药的迫切需求为抓手，实现年龄"老中青"、病情"轻中重"、病史"急慢隐"全面覆盖，已直播155场，粉丝近120万人，累计观看人次和点赞数逾千万，影响力由上海辐射到全国。

"云上长征·科普会客室"专家咖位大，百位医学专家走进直播间，绝大多数为所在专业学科带头人，其中不乏全国和上海市临床专科主任委员、副主任委员和上海市"银蛇奖""仁心医师"奖获得者；患者关注多，单场平均观看数过1.5万人次、其中最高观看数近10万人次、最高点赞数超18万；医患沟通畅，直播现场医患双方开诚布公、畅所欲言，和谐的医患关系和顺畅的医患沟通传为佳话，医院门诊量、互联网医院挂号量不断攀升；取得成绩好，先后入选上海市"健康科普青年英才能力提升专项"，荣获上海市疫情防控健康科普"优秀案例"，获评上海市"健康科普品牌"。

"云上长征·科普会客室"通过走出去不断扩大品牌影响，依托医院官方公众号、视频号、抖音号等全媒体矩阵，综合运用图文、视频、直播等形式传播健康知识，开创医院健康教育工作的新局面；联合央广军事"军事来了"、上海新闻广播、X诊所、阿基米德、话匣子、海上名医等沪上知名栏目

推出科普视频和直播，与上海广播电视台 SMG 签订战略合作协议，借助专业媒体技术优势，不断出圈破圈；通过迎进来持续提升品牌内涵，在"患者走进直播间"特别节目中，特邀"征"爱粉高沪霞走进演播室，讲述她和疾病抗争的故事，她说"我的现身科普能帮助到别人，活着也算做点有意义的事"，这也是长征医院一以贯之的出发点和落脚点，"救死扶伤、服务军民。"

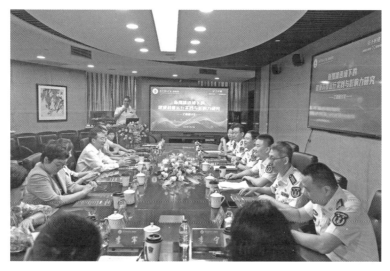

"云上长征"科普会客室开播 100 期之际，举行新媒体
语境下的健康科普运行实践与影响力研究主题研讨会

近年来，依托以"云上长征·科普会客室"的融媒体平台、全媒体矩阵，医院多次荣登"中国医院互联网影响力百强榜单""上海市医疗机构健康科普影响力指数排行十强榜单"，打造了具有长征特色的科普文化形象，为卫生健康文化的高质量推广不断贡献长征智慧和长征力量。

提升科普文化显示度　助力医院文化品牌建设

上海市宝山区大场医院

仁济医院宝山分院围绕公立医院高质量发展，将科普文化作为医院文化推广"第一支箭"，纳入医院建设整体方案中，最终形成了"一网两翼四衔接"的工作机制，推动医院新文化建设走深走实。

一、具体做法

（一）**构建文化生态网**。仁济医院宝山分院锚定自身定位，联合仁济总院优质资源，打造以医院为源头、以学科专家为"活水"的全域文化矩阵。坚持"多资源整合、线上线下并进"原则，与周边社区居委、公司单位、学校、工业园区，以及政府相关部门建立上下联动，左右联合的"科普宣传工作网"，发挥网络便捷性和可重复获取等特点，向周边社区转发科普宣教视频，并通过小区电子屏、社区通、楼主群转发宣传。医院认真织密"线下科普传播网"，每年医院向各社区提供科普宣传"菜单"，采用"点单"方式选择适宜的科普健康宣教活动。精心选派专家、医护人员深入大场镇内中小学校，开展健康科普进校园活动。通过群众喜闻乐见的医学科普内容，拓宽医院文化输出渠道。

（二）**建立"两翼并行、有效衔接"的工作格局**。为了进一步提高医院科普输出质量，医院一是以完善机制，培育特色科普品牌为"一翼"，提升医院文化名片的显示度，自创科普品牌标识，并从"形、意、色"三方面试述医院的文化内涵，形成的品牌标识的样式运用于每场科普活动中，做到见标识、识品牌良好气象。医院紧跟新时代步伐，打造专属的科普 IP。推出科普短视频精品栏目《儿科鹅医生》——聚焦儿童们多发病、季节病，由儿科专家出镜传授相关医学科普知识。为了让科普成为全院的新风尚，医院充分利用院报、微信公众号、视频号等平台，全方位展示健康科普作品。

　　二是以搭建平台，培育专业科普人才为另"一翼"，邀请市级科普专家来院培训，组织科普骨干参与各级科普培训，通过"请进来""走出去"，帮助医务人员全方面提升科普能力。医院专门设立科普课题"星火计划"，进一步挖掘新的科普新星，吸引有志青年加入科普工作。医院开展院内"健康仁声"脱口秀评比、"仁宝视频"医学科普视频竞赛等，努力浇灌院内科普"新芽"。通过以上做法，构建起以医院科普文化作为文化推广"第一支箭"，将医院制度文化、行为文化、精神文化、物质文化衔接其中，起到润物细无声的传播效果。

二、工作成效

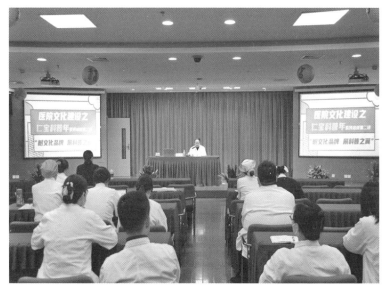

搭建平台，培育专业科普人才，邀请市级科普专家来院培训，
组织科普骨干参与各级科普培训

仁济医院宝山分院"一网两翼四衔接"工作机制运行以来，取得了一定的成效，拼出了特有的"文化版图"。

一是拼出"作战图"。以一年为计量单位，先后选派专家、医务人员累计进社区、进学校、进单位开展科普讲座95次，100%覆盖周边社区，服务学生约13000人次，服务企事业单位员工约300人次。

二是拼出"声誉图"。医院先后培树"健康仁声""仁宝视频""糖友驿站""鹅医生"等科普品牌。微信公众号上累计发布科普文章500余篇，视频200余个，累计观看55万人次。同时，医院开展"一科一品一宣"活动，共收集到17个科室包含演讲、情景剧、脱口秀等多种形式的科室品牌推广项目。

三是拼出"人才图"。医院曾获"2023年新时代健康科普作品征集大赛微视频类"优秀作品、"首届上海市健康科普推优选树"优秀奖等国家级奖项2项、区级及以上奖项23项。除了科普人才之外，培树起一批会讲、会演的文化推广人才。

三、经验启示

一是"垦土播种"，搭建起医院科普平台，帮助年轻医务工作者少走"弯路"，助力其更快成长。

二是"引水灌溉"，借助医联体平台，依靠权威医学力量的同时，把握周边百姓需求，如：根据周边社区要求进行"菜单式"医疗服务，拓宽医院文化推广质量和范围。

三是"播散花粉"。医院先后在57个社区、大场镇10所中小学校，开展健康科普进校园活动；选派10余名专家为派出所、区工业园区等企业单位开展讲座，向不同人群传递健康理念和实用知识，让科普声音下达基层后，带动医院文化横向传播。

为老服务践初心　关爱银龄"心"相伴

上海市崇明区精神卫生中心

人民健康是中国式现代化的应有之义，卫生健康文化是中国特色社会主义文化的重要组成部分。在奋进中国式现代化新征程中，为进一步加强新时代卫生健康文化建设，更好地增进全体人民健康福祉，为推动辖区内老年心理健康与关怀服务的发展，崇明区精神卫生中心以全面了解和掌握辖区内老年人群体的心理健康状况及服务需求为核心目标，广泛传播心理健康知识，积极探索构建全面的心理服务体系。

一、案例背景

时代日益变迁，崇明的老龄化问题也日趋显著，为积极改善老年群体的身心健康、自我实现和社会参与等方面的多元化需求，医院通过整合养老服务资源，为老年人提供日常关爱、情感支持、社会融入等基本服务，满足辖区内老年人在身体、心理、社交等层面的发展需要。

二、主要做法

1.**广泛增进社会共识，聚焦意识提升**。为深入了解辖区内老年人的心理健康状况及需求，医院针对社区银龄群体的项目服务需求定制了调查问卷，以实现对银龄群体身心健康的全面评估。针对老年人普遍存在的心理健康知识缺乏问题，中心根据问卷结果分析，组织开展了一系列有针对性的培训活动。通过举办"老年心理健康我说了算""老年人的心理健康管理"等心理健康知识培训课堂，以生动的实例和详实的数据让老年人更加直观地了解心理健康的重要性，增强他们的自我调节能力。

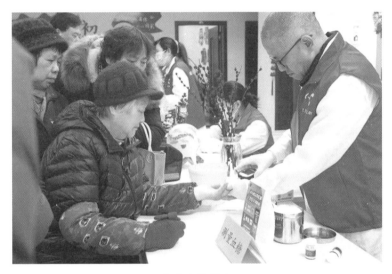

银铃志愿服务

2. **推进医疗文化融合，打造个性化体验**。医院积极组织社区团体根据老年人的需求开展活动，为老年人打造个性化体验，丰富他们的精神文化生活。才艺汇演——为了鼓励老年人积极参与身体锻炼，推进医疗文化融合，在元宵节等传统节日期间，"崇·心"志愿团队联合金日社区居委开展银龄联欢会。他们随着音乐缓缓起舞，每一个转身、每一个笑容都洋溢着对生活的热爱与期待。舞蹈不仅让他们的身体更加灵活，在团体合作中也增进了彼此间的友谊，提升银龄群体的文化艺术内涵。手工制作——许多老年人对传统手工艺有着深厚的情感，"崇·心"心理团队还组织开展了一系列手工艺品制作活动，如剪纸、制作艾草锤、制作土布玩偶等非遗传统文化体验。在志愿者带领下，老人们一边学习技艺，一边交流心得，感受着传统文化的魅力与温度。这些活动不仅锻炼了他们的手眼协调能力，还激发了他们对美好生活的向往和追求心灵慰藉——对部分孤独或有心理困扰的老人，"崇·心"

团队还推出了"一对一陪伴"。志愿者们上门探访，倾听他们的心声。这种个性化的关怀让老人感受到了关怀的温暖，缓解了他们的孤独感和心理压力。

3.**践行社会主义核心价值观，弘扬道德风尚**。为推动从"被动医疗"向"主动健康"转变，医院积极组织开展社区义诊活动，为老年人提供"入户式"便捷的医疗服务，包括每月在社区、村居等地开展心理咨询、测血压等志愿服务项目。志愿者们细心地为老年人讲解测血压仪的正确使用方法，帮助他们避免使用误区；医生志愿者认真、耐心地倾听和解答老年人们提出的各种问题，普及心理健康知识。对于听力不佳的老年人，他们更是提供耐心和细致的服务，进一步增加了银铃群体的健康获得感。

三、典型成效

1.**多方联动，共促发展**。医院积极链接养老资源，与落地社区建立良好的合作关系，充分挖掘社会资源，动员社会志愿人士参与关爱银龄项目；充分利用社区现有资源，拓展社会资源引入关爱银龄心理健康项目当中，邀请心理相关专业人员为银龄群体提供亟需了解的心理健康知识，帮助老年人解决目前的困境和困惑，建立自信、增强自我效能。

2.**宣传普及，提升认知**。项目开展以来，医院根据社区特点和传统节日，策划了 4 场大型主题活动，2 次户外扩展活动，16 次心理健康知识讲座。截止至 2024 年初，银龄志愿者已经参与了关爱银龄心理健康项目多达 1542 次，亲自上门为 2715 人次的银龄群体提供日常关爱，以自身力量，启发众多老年人关注自身的心理健康。

3.**专业服务，赢得赞誉**。"崇·心"系列之关爱银龄心理健康服务项目以专业的工作方法与优质的服务质量赢得了老年人及家属的高度赞誉，并荣获"上海基层人文关怀心理服务优秀案例"称号；同时，志愿者积极宣传关爱银龄项目，在微信公众号、院报、直播等平台进行了宣传，扩大了银龄项目的知晓度，提升大众对银龄群体的关爱。

以"文"融医，共筑健康之桥

上海市长宁区仙霞街道社区卫生服务中心

一、建设背景

发展卫生健康事业是国家战略的重要组成部分。为更好发挥党支部引领作用，加强自身建设，提升服务质量，构建和谐医患关系，进一步满足人民群众的健康需求，仙霞街道社区卫生服务中心党支部提出"以'文'融医，共筑健康桥"，为传递一种健康生活的态度和理念来提升服务水平，进一步发挥典型示范作用，打造群众欢迎、社区支持、口碑佳、效益好的家庭医生工作室品牌，让工作室能够聚得起人气、留得住回忆、暖得住人心。中心"叶晓景家庭医生"工作室坚持以"文"融医，用最朴实的情怀不断提升服务内涵，共筑健康之桥。

主要做法：

（一）党建共联，组"人文"之桥。

以健康自我管理小组为载体，组建了以党员刘威、王敏为首的家庭医生健康讲师团与街道社区党群服务中心共建联学，并注入人文元素，让家庭医生们传播健康科普的同时成为承继传统人文医学、留住过往记忆的重要载体，也为家庭医生开展健康教育、文化活动提供鲜活素材和广阔平台。全面开展"家庭医生讲科普""家庭医生学人文智慧"等活动，切实提升家庭医生人文素养，激发家医动能，最终达到以文融医，以文促医。

（二）医防融合，展"服务"之桥。

依据《上海市家庭医生签约服务项目库》和仙霞街道社区卫生服务中心的实际情况，提供更加人性化、精准化的医疗服务。关爱辖区内残疾、独居和贫困老人，以及失能、半失能等特殊群体，定期为学生和企业员工送去上门体检、家医签约服务、中医治未病、健康知识讲座，对体检中发现的突出问题，开展针对性的专项指导，定期向其提供急救技能和相关传染病、职业病防治培训，让他们在遇到突发状况时能够迅速采取正确的应对措施，为生命安全保驾护航。推出点单式签约服务和康复下沉社区管理项目，进一步强化居民对社区康复的认识，使更多质量优、疗效好的康复项目进入工作室，满足居民对康复的需求，方便了居民康复的社区管理，实现了群众从"被动接受单一服务"到"主动点单"的模式跨越。

（三）科普创新，显"文化"之桥。

在这个信息爆炸的时代，科普创新成为连接科学与普通民众的重要桥梁。叶晓景家庭医生工作室通过《叶子家医电台》的推出，具体实践这一理念。向居民播报最新健康事实新闻，加强居民健康生活意识。医者文化是对家庭医生日常工作的提炼和传承，是家庭医生团队的精神财富和精神动力。《民医，马上到》健康科普品牌 IP 开启后，通过对居民实地采访拍摄、健康科普辩论擂台、相声脱口秀、歌曲 MV 等多种形式，演绎传播科普，把科普传播融入社区，落实到居民，成为人人可及的多彩科普舞台、双向滋养的科普文化土壤，使自己成为健康科普的主理人。让传播对象对目标科普文化产生向往，增强认同感，也体现了医者文化的温度与深度。以居民需求为出发点，结合用户思维，让科普内容变得接地气、有趣味，深入人心。因此，多个科普视频的流量度、点赞率、转播率比往年提升了 89.6%，并有几款数万加的爆款科普视频涌现。科普赋能加速社区卫生服务中心综合能级提升，我院在国家级、市、区科普专项奖中，取得 20 多项，科普影响力指数全市排名第九的成绩。这不仅是对我们医者科学科普的认同，也促进了医患之间的理解与认可。科普不再枯燥，而是一种享受，一种生活的艺术。

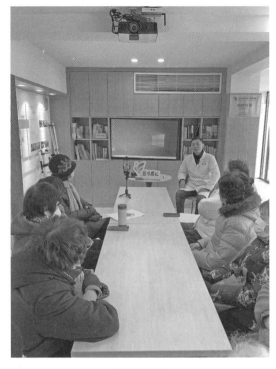

学思汇讲座

（四）网络传播，启"幸福"之桥。

叶晓景家庭医生工作室通过电话、短信、飞讯、公众号等网络途径面向多种服务人群，服务内容涵盖家庭医生签约、基本公共卫生服务、家庭医生团队介绍、续约提醒、服务包介绍、健康知识、随访提醒以及预防保健等方面。截止目前已向签约居民累计发送问候短信数万条，大大增强了群众对签约工作的知晓率及幸福感。仙霞街道社区卫生服务中心党支部将继续指导、培育家庭医生工作室积极向上的社区卫生服务中心文化，坚持以患者为中心的服务导向，弘扬敬业精神、奉献精神和社会责任感。在服务过程中，注重群众口碑，不断收集患者及家属的意见和建议，以便持续改进服务质量，进一步增强以"文"融医，共筑健康之桥"在百姓心中的认同感和信任度，满足居民多元化、个性化的健康需求。

用文化"软实力"，夯实为民办事"动力源"

上海市徐汇区牙病防治所

为贯彻落实党的二十大精神和习近平文化思想，传播卫生健康文化理念，近年来，上海市徐汇区牙病防治所创新"党建＋业务＋科普"新模式，融合新媒体宣传推广，在"结合"与"融入"上不断创新，为提升公众口腔健康素养、增强医疗服务温度、塑造行业新形象树立了典范，进一步推动了社会精神文明建设，提升了口腔健康文化品牌。

一、志愿文化生根开花，惠民为民送健康

一是"党建＋科普"赋能区域健康。徐汇区牙防所不断探索"党建＋"志愿服务文化，倡导"党建＋科普"模式，组建的"汇笑牙防"志愿服务队持续围绕"我为群众办实事"进社区园区、到部队学校、企事业单位，为不同职业、不同年龄人群开展口腔公益服务。口腔科普讲座、现场口腔检查、口腔问题咨询、绿色通道预约融合四位一体的科普活动，深受市民的欢迎，让他们体验"听讲座、解难题、享预约"的一站式口腔保健服务。近三年共开展科普健康讲座 51 场，为 54886 名市民提供了口腔健康服务；科普工作上荣获集体奖项 8 项，个人奖项 21 项。

二是志愿辐射全国，健康送抵赣滇藏。徐汇牙防人从"齿"做起，为社会各类人群义诊，公益服务文化已深入人心。为满足西部群众口腔健康需求，医院以党建引领融合赋能，组织团队先后 7 次入赣，7 次援滇，3 次进藏

开展口腔健康义诊服务超过万余人次，为贫困地区老百姓办实事、送健康。徐汇牙防人还发挥专业技术优势精准对接部队就医需求，把口腔专业技术送到部队，让医疗拥军成为"看得见的优先服务"。

三是多举措惠民为民，提升百姓健康福祉。作为上海口腔领域的"老字号"，我院坚定不移地以党建为引领，在提升服务上下功夫。针对患者看牙难问题，组织服务抽查、服务监督、整改反馈的 PDCA 流程再造，多部门联合整治。在门诊预约制的基础上，现场开放"便民简易门诊"，医生当日为患者检查诊断，预约复诊时间；设置"助老爱心点"，由专人为孤寡老人等患者提供一对一助医及陪诊服务，提升患者就医获得感。同时聚焦弱势群体，参与 SMG 联合上海科技大学发起的"润爱无声"公益＋人工智能开发项目，开设"助聋口腔门诊"，为聋人患者提供专业、便捷、暖心、全程陪护的"一站式"口腔诊疗服务。

二、传承劳模文化，培根铸魂增活力

一是先进模范引领，提升服务能级。徐汇区牙防所数十年来一直传承劳模无私奉献、顽强拼搏、开拓创新的精神，生动展示着医院文化的实质内涵。近年来，医院不断传承创新，发挥党组织战斗堡垒作用，分别以同行守沪"新农村、新领域、新社区、新高度"为主题开展"行走中的党课"，深入调研各行业对口腔保健的需求，不断提升口腔健康的服务能级，打造更具影响力的文化品牌"新名片"。

二是创新数字载体，提升管理能级。与交大马克思主义学院合作，搭建绩效考核"智慧平台"，创新载体，运用"定性＋定量"的党建工作科学评价体系实时在线呈现医院党建各项工作。通过线上和线下的融合，提升基层党建工作的精细化管理和科学决策能力，开展"云党建"精细化管理，基于此项工作获得市局级党建课题 2 项。

三是打造有温度有文化的人文环境。党组织牵头，以诺"牙"方舟为概念，设计打造职工门诊休息室，满足职工多元化需求，作为市总工会 2023

年服务职工实事项目，被授予"幸福新空间"。医院党建文化墙结合主题教育和中心工作，展示了各支部党建项目亮点、堡垒风采和先锋党员，营造了浓厚的党建文化氛围。同时，利用传统节日开展文化活动，引导党员群众感受传统文化魅力，增强职工们的"获得感"和"幸福感"。

三、构建新媒体矩阵，实现医院品牌新突破

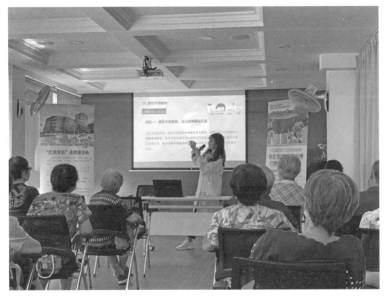

围绕"党建＋科普"的模式，为社区居民开展口腔健康公益服务

一是强化宣传文化阵地。通过医院微信公众号、电子屏、宣传栏等多元化的宣传渠道，弘扬身边先进、专业特色亮点，多角度做好宣传，传递正能量，不断拓宽医院文化宣传覆盖的广度和深度。连续两年入围"上海市十大健康微信公众号"。

二是整合资源汇聚合力。与央视上海站、中国银行、高校街道、上海市科学学研究所等单位跨行业、跨区域开展党建共建，以党建"融合体"引领发展"共同体"，形成互动联合、共建共赢的良好局面。

三是积极拥抱新媒体。为提升和扩大宣传效果和服务品质，构建了以微

信公众号、短视频平台、微博等为主的新媒体矩阵。鼓励医护人员运用新媒体工具加强医患沟通，增强患者对医院的信任感和满意度。目前我院共注册认证新媒体账号 17 个。

文化品牌塑造

多元文化赋能健康公益

——上海市血液中心联动公益项目案例

上海市血液中心

为全面贯彻落实党的二十大精神和习近平文化思想，传播卫生健康文化理念，建设上海卫生健康文化新高地，营造全社会关心支持卫生健康事业繁荣发展的氛围，上海市血液中心紧扣时代主题，以献血者需求为导向，积极开拓优质社会资源，以多元文化赋能献血公益为抓手，打造极具城市特色的献血宣传活动，形成了在行业内具有影响力，可复制，可推广的创新献血宣传模式，为繁荣发展上海卫生健康文化工作做出积极贡献。

上海市血液中心多年来一直积极与社会资源合作，联动开展各类献血宣传活动。红色的血液是生命的源泉，红色是血脉里永不褪色的赤诚。中国共产党的诞生地，中共"一大"会址，也是红色教育基地，是中国共产党人的精神家园。为贯彻落实习近平总书记考察上海重要讲话精神，充分发挥党员、团员青年先锋模范作用，践行全心全意为人民服务的宗旨，2024 年 7 月 1 日，上海市血液中心携手中共一大纪念馆所属"一大公益"，在中国共产党成立纪念日这个具有深远意义的时刻，推出"热血新青年"项目。该项目以停靠在中共一大纪念馆一侧的红色主题献血车为载体，以鲜明的"热血新青年"标识，将红色教育与公益献血相结合，使党员、团员青年们在参与献血的同时，接受红色文化的熏陶，从而激励新时代青年传承红色基因，树立为民服务意识，做热血奉献青年。

为了扩大项目公益影响力，上海市血液中心将献血车作为志愿服务基地向公众开放，通过微信公众号扫码即可报名参与志愿服务。自项目启动以来，有超过430人次市民报名参与，累计服务时长近百小时。志愿服务满2小时，可获得一张"一大公益"联名志愿服务证明，这不仅是对志愿者服务的认可，也是对他们奉献精神的鼓励。项目特别定制的专属纪念品——"一大公益"主题印章和联名纪念品，不仅是献血者参与公益、奉献爱心的见证，更是一份珍贵的记忆。

为充分发挥党员、团员先锋模范作用，上海市血液中心还向行业内外的党团员青年发起倡议，动员大家利用休息时间参与无偿献血宣传招募志愿服务，得到广大党团员的积极响应。志愿者们身着志愿红马甲，手持宣传板，向市民宣传献血知识，募集血液，他们的行动成为城市中一道亮丽的风景线。"热血新青年项目"为广大热血青年搭建了"传承红色精神，捐献热血救人"的公益平台，在中国共产党的诞生地参加无偿献血，开展志愿服务，既是建党精神的生动践行，更是对红色精神的传承与弘扬。活动期间，共有119人参加无偿献血，共计献血162人份32400毫升，取得了很好的社会效益，引起很好的社会响应。

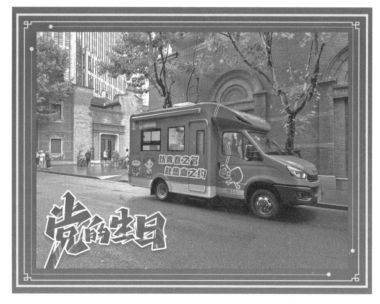

2024年7月1日，上海市血液中心携手中共一大纪念馆所属"一大公益"，在中国共产党成立纪念日这个具有深远意义的时刻，推出"热血新青年"项目

"热血新青年"项目影响力受到了媒体的广泛关注，从 6 月 14 日项目启动至今，已有人民日报、新华社、CCTV、解放日报、文汇报、新民晚报、上海广播电台等 30 余家媒体给予了报道。媒体对活动进行了高度评价，对在项目中参与献血的党员群众和志愿者们给予了深入报道。上海市血液中心推出的这一项目，在推动上海乃至全国卫生健康文化的繁荣发展中，体现了对社会责任的深刻理解和对公益事业的坚定承诺。

为进一步强化党建引领，凝聚发展合力，巩固深化活动成效，建立常态长效机制，构建"组织共建、资源共享、文明共创、发展共赢"的基层党建新格局，上海市血液中心党委与中共一大纪念馆党员签署党建共建协议，以此合作项目为契机，联合开展党建共建活动，通过基层党组织结对共建，实现了双方优势互补、工作互动、人才共育常态化，共同打造了集党员教育、服务群众、文化宣传于一体的新时代党建服务模式。

除了"一大公益"，上海市血液中心还与国内外多个知名品牌合作，开展多项"联动献血"宣传招募活动，赋能城市健康公益。活动主要包括城市地标东方明珠广播电视塔和上海中心大厦的"点亮生命红，致敬献血者"活动；与中航工业集团联动"歼 20"战斗机和"南天门计划"战斗机开展的"热血苍穹"系列活动；与 SMG 虚拟主播申芷雅以及国内众多虚拟主播联合组建的"虚拟主播献血宣传志愿服务队"；与经典中国动画片《大闹天宫》联动的"热血悟空，为爱满血"活动以及深受年轻人喜爱的"米哈游崩坏献血活动""哔哩哔哩主题献血屋""奥特曼传递光之力量""柯南热血名侦探"和"初音未来热血交响未来"等，"联动献血"的信息在小红书、微博、抖音等平台获大量关注和转发。

通过多元文化赋能献血公益，开展各类联动活动的做法，使本市无偿献血宣传和招募工作得到行业内外的广泛关注和一致好评，树立了可复制、可推广的典范，有效提升了街头无偿献血宣传招募质效，更为上海市血液中心在加强社会主义核心价值观宣教、繁荣发展卫生健康文化建设事业上贡献了积极的力量。

阳光与健康同行

上海市计划生育协会

一、基本情况

　　"阳光大课堂"系列公益品牌是上海市计划生育协会（以下简称"市计生协"）品牌宣传项目。自 2014 年起，市计生协以文化品牌创建为抓手，聚焦生育支持与家庭健康发展，不断拓展"阳光大课堂"品牌内涵与服务范围，探索实践项目活动形式，推出市区联动、涵盖线上线下的宣传服务活动，先后获得"一地一品"卫生健康思想政治工作特色品牌优秀案例、市教卫工作党委系统社会主义核心价值观建设典型案例、"新时代健康上海建设优秀案例"等荣誉，获得良好的社会效应。

二、主要做法

1. 坚持政治引领　突显群团力量

　　市计生协作为卫生健康领域最大的群众团体，坚持党建带群建，加强思想政治引领，主动加强与其他群团社团组织、企事业单位和新闻媒体的跨部门合作，探索多元化宣传倡导及意识形态输出模式，提升引领效应与服务能力，相继举办了"喜迎十九大　唱响好声音"五月歌会、"我和我的祖国"喜迎新中国成立 70 周年活动、"最美计生人、战役在一线"先进事迹报告会、"学党史、忆左英"专题座谈活动等。市计生协始终坚持党的领导，以人民为中心，真心实意帮助计生家庭与育龄群众解决实际困难，增强人民群众的获得感、幸福感。

2. 海派文化助力　理事暖心参与

传承城市文脉，赓续海派文化。在"忆上海老味道　讲身边好故事"重阳节主题活动中，市计生协常务理事、海派故事家葛明铭在台上用亲切的"上海闲话"，把一个个故事像阳光一样照进计生特殊家庭的心灵。在他的影响下，"阳光大课堂"汇聚了一批非物质文化传承人、曲艺名家等上海知名人士，为计生特殊家庭送去健康和温暖。台下，君悦律师事务所高级合伙人、市计生协常务理事万文志面对面接受计生特殊家庭的咨询，他是"阳光大课堂——送法到身边"系列讲座的常驻法律专家，带动律界精英聚焦养老监护、财产继承、婚姻家庭等家事类法律问题，为上千名群众提供"一对一"免费咨询和个性化法律服务方案，帮助计生工作者梳理社区工作的法律界限，理解帮扶工作的法理与情理。台上台下，两位理事用自己的爱和专业温暖了计生特殊家庭。除了"海派故事"之外，"海派中医"也是海派文化的重要组成部分，市计生协和市中医文献馆合作，在"学雷活动周"积极整合机构资源，搭建公益平台，拓展志愿服务文化创新点，推进"阳光大课堂——海派中医助力家庭健康促进"走进社区、走进家庭，切实推进本市家庭健康促进行动的深入开展。

3. 拓展服务范围　扩大活动外延

城市不仅要有高度，更要有温度。为秉持人民城市建设发展理念，服务上海各行各业的建设者，从2020年起，市计生协扩大"阳光大课堂"服务覆盖和活动外延，"阳光大课堂——蓝领健康系列科普讲座孕育而生。项目深入工地、园区和企业，抓住社会热点和新市民关切，举办"幸'盔'有你"道路交通安全主题讲座暨电动自行车安全头盔佩戴宣传启动仪式，开展由资深教授与网红科普达人联袂主讲的食品话题"'食'刻保卫，舌尖上的安全和健康"活动，组织江浙皖省会城市等举办世界人口日主题活动"长三角区域新市民健康协同发展论坛暨蓝领健康科普活动展示"等近20场，把优质的健康科普送给城市建设者。

4.上下动员联动 形成同频共振

在计生协改革取得阶段性成果，转型发展的关键时期，市计生协创拓展"阳光大课堂"品牌服务内涵，围绕"六项重点任务"与重点人群，横向联合上妇幼等部门，纵向深入基层社区，积极倡导各级计生协，统一标识、统一冠名，共同打造公益品牌，助力家庭发展和民生保障，举办了"远离儿童意外伤害""青少年安全社交""复课了，怎么和孩子相处""网络社交警戒线""推进生育力保护""老年人防诈全攻略"等主题活动，吸引线上线下逾880万人次观看。2023年，各基层开展"阳光大课堂"790场，线上线下参与近357万人次。

三、经验启示

通过多年持续的努力与实践，"阳光大课堂"汇聚正能量，把社会主义核心价值观和中华优秀传统文化融入到活动中，不断拓展品牌外延和深度。

1.内容定位从"聚焦"到"多元"，品牌内涵不断丰富

"阳光大课堂"发展伊始，旨在为计生特殊家庭带去阳光和温暖。因此在内容策划上聚焦精神慰藉，在各项活动中凝聚和传递正能量。近年来，"阳光大课堂"在定位上加大创新力度，力求内容多元化、主题系列化、科普大众化、关怀日常化，陆续开拓了"青春健康开课了""送法到身边""蓝领健康"等涉及健康、法律、科普等各个领域的子项目，品牌内涵不断升级，服务覆盖进一步拓展。接下来，"阳光大课堂"还将针对优化生育政策宣传与新时代婚育文化建设等主题，以加强家庭家教家风建设为重点，积极建设体现中华传统美德和时代风貌的新时代婚育文化，为促进人口长期均衡发展与家庭和谐幸福提供良好的舆论支持和社会环境。

2.受众定位从"个体"到"群体"，品牌服务不断扩展

最初，"阳光大课堂"是计生特殊家庭自己的舞台，传递着温暖的力量，也为社会的稳定与和谐起到正向作用。近些年，市计生协精准细分对接群

众的需求，除给予计生特殊家庭心理慰藉外，又送上法律援助大餐；同时，"阳光大课堂"还给予青少年及其家长"防范性侵"和"沟通之道"，给予育龄群众"海派助孕"，给予新市民"食品安全"，给予幼儿及家长"居家安全"等，将优质专家资源下沉到社区、学校，把为群众办实事落地落实。

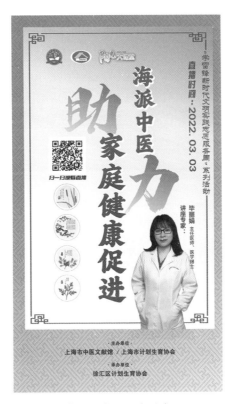

阳光大课堂——海派中医

3. 呈现方式从"线下"到"线上"，品牌效能不断提升

市计生协根据传播方式和受众习惯积极优化活动形式，与优质线上传播平台建立固化合作，努力将"阳光大课堂"转化为可收藏可学习的"云上课堂"，拓展了传播影响力，收获了意料不到的影响力。近年来，有近千万人次参加或观看了"阳光大课堂"活动。复旦大学公共卫生学院博士生导师、著名的营养与食品卫生专家厉曙光教授在活动后得知直播数据后兴奋不已，"没想到有这么多人在线看啊！这些问题都是大家特别关心的。这个线上大课

堂办得好！"

　　"阳光大课堂"还在持续进行中，从计生特殊家庭到社区居民，从课堂到舞台，从场内到场外，从线下到线上，从社区到家庭，市计生协始终坚持以精神慰藉为重心的人文关怀，发挥计生协立足社区的优势，帮助群众树立健康理念、掌握健康知识、拥有健康心理。让我们一起携手走进课常，走进"阳光"！

讲传承　兴文化　铸医魂

——复旦大学附属眼耳鼻喉科医院院史文化建设案例

复旦大学附属眼耳鼻喉科医院

院史是医院发展脉络的记录，是医院独特人文精神的传承，也是凝聚全院职工认同感、归属感，激励后辈赓续前行、开拓创新的生动教材。以建院70周年为契机，复旦大学附属眼耳鼻喉科医院通过对院史馆进行重修改建，并在此基础上开展院史院情教育、拍摄创始人记录片等实践行动在全院上下掀起学院史、讲院史热潮，打造以院史为特色的文化品牌，为医院高质量发展提供不竭的精神动力。

院史馆成为新晋网红"打卡点"

以建院70周年为契机，医院结合新的时代需求，更新挖掘整理院史资料，重新选址升级扩建院史馆。新的医院院史馆于2023年1月16日正式开馆。

院史馆位于医院汾阳院区11号楼2楼，90平方米。在寸土寸金的空间中，它不仅是物理空间的拓展，更是精神家园的承载和延伸。建设过程中，医院对历史资料进行了挖掘归纳整理，结合图文影音等多媒体手段，最终以"时光回廊""回望历史""领导关怀""大医精诚"等16个版块周详系统地展示了医院在历史沿革、名医大家、医疗技术、学科建设、教学科研、精神文明等各领域的发展进程。

建成一年多来，院史馆成功晋级为院内"网红打卡点"，成为上级领导和来访学者来院考察、参观，业内同行开展学术交流，院内各党团支部开展活动、新职工培训等的重要楼层。截至 2024 年 8 月，院史馆已接待超过 1300 人次参观，成为传承和弘扬医院文化的一张立体的闪亮名片。

讲述院史院情　传承大医精神

职工是医院历史的亲历者和见证者，更是医院历史的书写者和传承者。围绕致敬过往岁月、传承院史精神，医院组织开展院史馆讲解员培训与上岗考核活动。活动广泛动员青年职工报名参与，组织讲解员们在院史馆内试讲考核，以考代练，使讲解员知科史、晓院史，了解医院的历史和未来的方向，汲取前辈们艰苦奋斗、无私奉献的精神力量，接续奋斗。

在党委领导下，医院还策划开展"院史大家讲"活动。活动以各党支部为单位开展，从党员和科室骨干中挑选出讲述人，结合学科特色，讲述五官院史，最终形成参赛作品视频短片 28 个。活动推进中，医院老中青三代齐上阵，各自从学科技术革新、援边援疆、抗疫故事等亲历者角度讲述医院正在发生的动人故事。为将院史精神的传承进一步延续，医院汇编了"院史大家讲"活动中形成的优秀作品，形成医院红色文化资源，向全院展映。医院还将进一步推出"院史大家讲"系列微党课，使院史精神传承常态化。

致敬创始人　展大家风范

传承是对历史最好的致敬。2024 年是医院创始人胡懋廉教授诞辰 125 周年，郭秉宽教授诞辰 120 周年。作为影响我国耳鼻喉科、眼科发展进程的医学大家，他们攻克学科疑难杂症，完成了许多原创性、高水平研究，引领了学科和医疗实践的发展；作为医学教育家，他们教书育人，为我国耳鼻喉科、眼科高水平人才队伍建设贡献了毕生力量。为了让更多后来者了解他们的高尚品德、学术贡献，传承他们的大医精神，医院正分别推进拍摄胡懋廉纪念片、郭秉宽教授纪念片。目前已完成相关资料的整理和收集，为后续的拍摄计划做好材料资料的丰富储备。

铭记院史，才能更好地弘扬文化、开创未来。在奋进新时代中，复旦大学附属眼耳鼻喉科医院以院史馆重修改建为起点，通过一系列持续不断的院史文化建设，促进医院继承传统、投身发展、开拓创新。作为医院文化建设的一张立体名片，它展现了医院历史风貌，能够不断提高职工的认同感、参与感，加强医院凝聚力和文化软实力，从而为医院更好的发展和进步提供助力。

聚焦先贤大师，打造红房子文化品牌

复旦大学附属妇产科医院

复旦大学附属妇产科医院始建于 1884 年，是中国近代第三、上海首家专为妇女和儿童设立的医院。建院 140 年来，在中国妇产科奠基人之一王淑贞教授以及几代妇产科人共同努力下，规模不断扩大，学科发展迅速。

今日之"红房子"，作为国家卫健委首批建立健全现代医院管理制度试点单位，妇科、产科、中西医结合妇科列入国家临床重点专科及国家中医药管理局重点专科；获批建设国家药物临床试验机构、上海市女性生殖内分泌相关疾病重点实验室、上海市女性生殖疾病临床医学中心、上海市妇科疾病临床研究中心、国家区域医疗中心等。连续两届获评全国文明单位，连续 7 年获评中国医院互联网影响力排行榜专科第一，14 年保持中国医院专科声誉排行榜第二名。是上海唯一入选首批国家妇幼健康文化特色单位。

"红房子"历史源远流长，文化深入人心。为剖析"红房子"百年基业长青的奥秘，激发再创辉煌的动力，医院以 85 位大师先贤故事为蓝本，自编自演，每年呈现一部大师文化舞台剧，拓展文化育人、培育并传播医院文化品牌。

一是从无形到有形，深化妇幼大师文化挖掘。深入挖掘医院历史文化资源，是深化妇幼大师文化内涵的重要基础。2014 年，医院以建院 130 周年为契机，启动院史陈列馆建设，对珍贵的历史文化资源进行系统整合保存，完成《红房子 130 年》一书撰写。从无形到有形，书中 85 位真实的历史上的红房子先贤形象跃然纸上，原本散落于医院史料、存在于口口相传的这些历史人物，顿时鲜活、生动起来。一位位不同时期的大师齐聚，让"红房子"建院百余年来一脉相承的深厚妇幼大师文化以一种更具像化的形式被呈现出来。医院更在福寿园设立王淑贞纪念碑，打造"红房子杏林德育基地"，让更多红房子职工铭记前辈，传承大师精神。

二是由品牌到文化，推进妇幼大师文化培育。针对"红房子"品牌如何树立、在全院范围内如何达成共识，医院开展了"品牌建设与维护"系列活动和"王淑贞精神在当代"大讨论。全院 43 个科室、1500 余位职工，从科室文化到服务理念的凝练，围绕学科特色、大师精神实践进行讨论，自下而上形成了统一的愿景与价值观。我们秉承宗旨，恪守院训，为实现医院建立"三个中心，一个平台"的愿景而不懈努力。

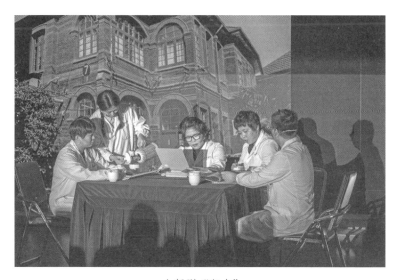

大师剧"归来"

三是自文字到舞台，扩展妇幼大师文化传播。经历 140 年风雨的"红房子"，见证着中国发展的风起云涌，不乏"红房子"前辈的红色革命故事。自 2018 年起，尝试以大师剧的表现形式，出品了一系列舞台剧目，将红色革命故事和大师爱国情怀相结合，通过主题式推进、品牌化打造的方式，实现了大师故事自文字到舞台的跃升。把郑怀美、袁耀萼、张惜阴等在上海乃至全国妇女健康保健历史上具有里程碑式人物的事迹搬上医院舞台，通过挖掘大师身上的文化教育资源，用艺术手法表现大师精神，有效发挥了大师精神的育人作用。文化大师剧一经展演广受欢迎。其中三部更先后登上医学院"伟大工程"示范党课舞台，并助力医院入选首批国家妇幼健康文化特色单位。

四是从理念到体系，注重体制机制建立。在大师文化的引领下，"红房子"妇幼品牌持续迭代，构建起囊括四大核心理念的文化体系，固化为一种可复制的模式。一是精神文化。每年一个主题，从小人物、大情怀到对话医学技术医学人文，累积104场传播活动持续加温文化培育。二是公益文化。派出113人次参与国内外各类医疗援建。其中援巴基斯坦队员救治患者的照片登上纽约时代广场，成为向国际社会传播中国文化的媒介。三是科普文化。建立以官方融媒体为核心，37个医护自媒体联动的科普矩阵，深耕新媒体平台，拓展社会传播。四是服务文化。每年开展改善细节服务举措活动。在此基础上，医院引领区域妇幼健康文化，视全行业推广为己任。打造泛长三角妇产科党建共同体，并以此为支点牵头打造四张妇幼协作网，实现临床、党建与文化的协同输出，举办国家级妇幼文化学习班，完成大妇幼、大健康模式的再跃升。

共创智慧阅读新生态　打造医路书香新风尚

上海市保健医疗中心

医路芳华，书香满径。近年来，上海市保健医疗工会始终将职工书屋建设作为引领职工思想文化，持续推进职工素质工程的有力抓手。作为"全国模范职工之家"，中心先后获上海市医务工会、中华全国总工会"职工书屋"授牌。把职工书屋作为文化建设的切入点，努力使职工书屋成为职工陶冶情操的"净化站"，职工素质提升的"加油站"。

一、调研辨明，打破职工阅读困境

在党的二十大、党的二十届三中全会精神感召下，以贯彻落实党的二十大关于深化全民阅读的有关要求，工会有了更多的思考。近年来，在上海市医务工会的领导下，上海医疗卫生基层工会在职工书屋的建设上虽取得了显著成绩，但也存在着一些困惑与问题，并在一定程度上成为职工书屋进一步发展的制约因素。中心工会在深入调研和汇总分析的前提下，对阅读资源过于单一、阅读数据难以汇总、阅读评价缺乏等职工阅读困境，积极探索、研究新时代职工书屋的功能应用定位，以"智慧阅读"理念为宗旨，从平台支撑、资源汇聚、活动促进等方面着手，线上线下齐头并进，分阶段、有重点落实加快推进职工阅读信息化发展。积极响应"全总"号召，加强对职工的思想政治引领，精心筹划安排，努力探索前进，深化医务职工自己的品牌书屋工程，满足职工多层级多渠道的阅读需求，发挥新时代职工书屋宣传阵地作用，打造健康文明、昂扬向上、全员参与的职工文化。

二、规划引力，搭建智慧阅读体系

为了让职工书屋的发展更贴近实际、贴近职工的需求，在保留实体书屋、移动图书角的同时突出"互联网＋读书"的时代特点，在满足职工更多阅读需求的同时，提供更为便捷的阅读方式。依托重点课题研究，探索在"互联网＋读书"时代，构建"六位一体"的立体职工书屋模式，充分发挥职工书屋在思想政治引领、核心价值观引导方面的作用，凝聚思想共识，汇集职工心得，为推动卫生健康事业发展提供思想保障。实现文本阅读和数字阅读平台对接，阅读资源整合应用，有效地保障了资源的持续更新、不断丰富；培养有效的职工网络阅读方法，形成健康积极的网络阅读素养；加强职工文化建设，进一步增强工会组织吸引力、凝聚力、战斗力。

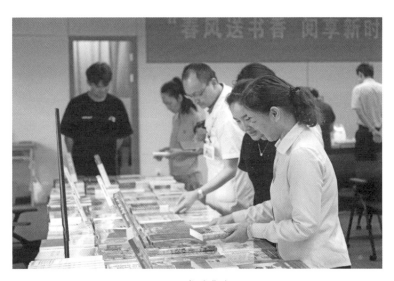

职工书香集市

立体职工书屋是提升职工综合素养的重要载体，是服务职工、联系群众的重要纽带。坚持服务功能，充分发挥贴近群众、凝聚职工的作用，为职工提供多样文化服务。依托"全国工会电子职工书屋阅读系统"，为职工发放电子阅读卡，在医务职工集中工作场所添置电子阅读一体机，推动和发展电子书屋建设。打造实体传统书屋+手机APP+微信+电脑PC端+数字阅读一体机+PAD六位一体的立体职工书屋模式，全面无缝覆盖，真正实现职工阅读学习的线上推荐、交流与线下自主阅读交错平行结合的数字阅读空间。切实以职工的多元化阅读需求为出发点，丰富电子书屋阅读资源，还完善了职工阅读、分享、满意度的闭环。在电子书屋平台中开辟医院文化专栏发布宣传，打造医院文化建设的线上平台，进一步拉近医院与职工之间的距离，增加职工归属感，激发主人翁精神。通过线上读书活动、社交化阅读，让职工能随时随地分享阅读感悟，加强交流学习，互相促进提高，为营造和谐医院书香文化提供助力。

三、资源聚力，丰富职工阅读实践

阵阵书香，孕育出文化高地。为满足职工群众不断增长的精神文化需求，职工书屋功能不断拓展外延，提高新时代媒介素养，以更亲和的姿态、更丰富的内涵、更多元的载体，成为职工增长知识、提升素养、增强本领、增进交流的优质平台。在提高职工读书兴趣的同时，提升职工文化知识和素质修养，引导职工多读书、读好书，营造浓厚阅读氛围。促进职工专业技术提升，进一步增强医务职工职业自信，激发医务职工干事创业热情。在引领医院职工文化，坚守意识形态领域，将医务职工最广泛最紧密地团结在党的周围，在进一步倡导医学人文精神，大力弘扬劳模工匠精神，全面提升医务职工综合素质等方面发挥重要作用。

四、活动助力，提升职工阅读素养

为丰富职工文化生活，推广优秀阅读文化，以立体职工书屋为主体，策划组织了系列主题读书活动，提高了职工知晓度与参与度，让医院的读书氛围更为浓郁。中心工会每年积极主办的"医路书香"职工读书系列活动，比如职工阅读打卡活动、主题阅读分享活动、每年都积极参加的上级"玫瑰书香"活动、"阅读上海"主题征文活动、庆祝新中国成立75周年征文等以引领阅读方向、增强阅读趣味、提升阅读服务、创新阅读载体为目标，通过各类阅读形式向中心职工送文化、送知识，以求引导广大职工学以励志、学以养德、学以润身，激发职工的阅读热情，丰富职工的精神生活，营造"爱读书、善读书、读好书"的良好氛围，全面加强职工文化建设，不断提高职工队伍素质，坚定广大职工文化自信，以书润心，厚植书香底蕴。工会积极主办职工书香集市活动，以"职工挑选，工会买单"的方式，让职工甄选优质图书，让职工们能够以更轻松的方式享受阅读的乐趣，受到职工的热忱欢迎和一致好评，全面激发了职工们的阅读热情。党政为职工书屋捐赠图书活动，丰富职工们的阅读选择，切实发挥职工书屋的精神文化家园作用，为推动中心高质量发展、可持续振兴提供文化支撑和精神动力。

五、示范协力，打造智慧阅读新生态

"六位一体"立体职工书屋模式是信息网络高速发展的大数据时代坚持正确的政治导向，契合医疗卫生行业发展，引领职工思想文化，满足职工多层级多渠道阅读需求的积极探索。线上线下职工书屋，覆盖全员、全程、全视野，智慧阅读平台多媒体阅读资源库，内容丰富，阅读便捷，满足不同职工对阅读的不同需求，深受职工喜爱。工会积极投入人力物力，完善线下职工书屋、职工移动书吧、职工图书角的管理和环境美化，响应职工心声，每年更新引进大量图书，丰富了图书期刊种类，让书屋环境更舒适，图书品种更丰富。"双线"并行，使职工阅读能力成为可认知、可培养、可提升的特色阅读体系，从"智慧创建"到"阅读实践"再到"阅读评价"等环节的智慧阅读生态，推动了职工阅读变革的医院有效文化实践，为医院文化发展保驾护航。在医务工会的大力支持下，通过上海医务职工读书活动平台，在行业内分享交流"六位一体"的立体职工书屋模式，找准了职工阅读"坐标点"，以职工阅读素养提升为目标，积极宣传推广研究成果，对推动医疗行业职工书屋向"综合化、数字化、便利化"延伸发展，进一步深化职工书屋的服务内涵，创新职工书屋建设发展模式具有积极意义。

中心工会以职工书屋为主阵地，以智慧阅读平台为支撑，积极打造阅读示范，各职工读书角联动，用丰富多彩的阅读活动潜移默化丰盈职工内心，线上线下职工阅读打卡营造的良好学习和工作氛围，更是让阅读成为中心职工的精神文化生活的充实方式。

今后中心工会将进一步规划职工阅读新生态格局建设内容，比如从时间维度保证阅读时间，加强职工的促读；引导职工多维阅读拓展、阅读活动落到实处等；持续为职工书香品牌注入新的"知识财富"；组织开展形式多样、内容丰富的阅读交流活动；为职工营造良好的书香氛围，助力职工将学习的知识转化成专业的实践，不断提升自身文化素养和创新能力，全面增强中心凝聚力，倾力打造职工共有的精神家园。

"精竞杯"

——引领检验科普新篇章，铸就行业科普文化新风尚

上海市临床检验中心

检验医学科普工作的推动对检验科研成果的普及以及检验质量保证有着重要作用。在上海市健康促进委员会办公室的指导下，上海市临床检验中心积极营造行业科普文化，率先举办全国首个省级行业科普大赛——"精竞杯"，不仅搭建了检验医学科普与临床诊疗的桥梁，且建立了检验人与市民沟通的交流平台，形成了'精竞杯'这一独特的检验科普文化品牌。

一、行业引领，贯彻落实健康中国战略

在健康中国战略的引领下，上海市临床检验中心充分发挥行业质量管理工作优势，创新性举办临床检验行业科普大赛，让检验人从幕后走到台前，让市民在喜闻乐见的形式中了解检验的奥秘。本次大赛构建了集培训交流、能力提升、作品展示、社会传播于一体的行业科普平台。赛前专题调研，深入走访市民、专家及各级医疗机构等，明确行业科普发展定位。赛中组织培训辅导，丰富科普方式方法。赛后搭建"专家－检验人－传媒"常态化沟通平台，做大做强科普宣传矩阵，创作出具有"专业特色""百姓味道""时代风范"的科普作品。

二、资源共享，助力行业科普能力提升

如何为市民"翻译"好专业性极强的检验知识，对于长期工作于幕后的检验人而言充满挑战。秉持"以赛促学、以学促行、以行促效"的办赛宗旨，大赛历经半年时间，先后举办新闻发布会、赛前培训、初赛及总决赛。在选题方面，既贴近市民生活需要，又涵盖"基因检测"等前沿技术。在创作方面，开展覆盖性、针对性兼具的实操辅导，含检验素材创作、视频编辑、媒体传播等，400 余名检验人参与线上线下培训。在传播形式方面，呈现多元类型，有图文、演讲、小品、脱口秀、音乐剧及儿童剧等。通过举办大赛，切实提升了检验人选、写、导、说、演等科普能力，达到了"授人以渔"的办赛初心。传播渠道上，开通"临床检验医学"官方抖音账号传播优质检验科普作品，搭建检验人专属科普平台。账号上线单条视频播放量达 25万，总播放量突破 200 万，既彰显了作品内容的高质量，更反映了广大市民对检验医学科普的兴趣与认可。

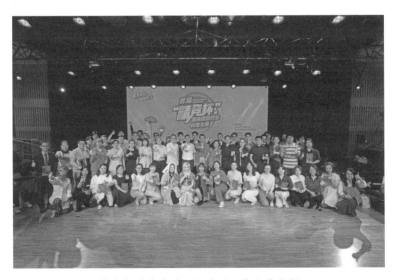

精竞杯决赛选手、评委及工作人员合影

三、机制建设，推动行业科普工作可持续发展

上海 115 家各级医疗机构的 300 余名检验技术人员报名参赛，超过 200 份检验科普作品涌现。"检验指标适情看""等候结果不能急""送样标本要规范"——检验科普短句的提炼让作品深入人心。通过发布检验科普 IP 形象"精诚家族"，进一步提升行业亲和力和辨识度。大赛得到了社会媒体的全程报道，各界反响热烈。以"行业间协同、数字化传播、规范化建设、专业化服务"为方向，依托行业科普平台，建立起一套较为完善的工作机制、一支导师队伍、一批人才队伍及打造一批优质作品，提升临床医护对检验知识的了解，拉近检验人与市民之间的距离。

弘扬"精诚、精准、精到、精进"的行业价值理念，上海将合力打通检验医学知识传播的最后一公里，优秀科普作品线上覆盖全媒体传播，线下巡回展演进社区、进学校、进办公楼宇、进医疗机构，融合艺术形式、插上人文翅膀，让检验知识飞入寻常百姓家，助力健康中国战略实施。

致力中医文化传播　惠及大众健康生活

上海市中医医院

　　上海市中医医院是上海市最早建成的四家中医医疗机构之一，中医优势突出，名医资源汇聚。医院"中医药文化推广传播季"项目自2012年起举办延续至今已有12届。项目立足于中医药文化的传承、弘扬、保护、发展，通过沉浸式体验活动，让老百姓了解到科学、权威、专业的中医药知识。项目由院内向院外延伸，通过社区行、校园行、企业行、地铁行、体验行等活动每年开展文化传播活动80余次。在此基础上形成"三个一"健康科普体系：建立一支中医文化科普宣讲队伍，一套中医药文化科普作品，搭建一个中医药健康教育网络。项目得到新华社、学习强国、中国中医药报、上海电视台等80余家媒体宣传荣获上海卫生健康系统"最佳志愿服务"项目，入围"医疗服务品牌"等荣誉。

　　项目围绕"一个中心、三个面向、五个子项目"开展工作，"一个中心"是"传承发扬中医药服务百姓健康"；三个面向是"面向社会弘扬传承中医文化，面向公众提高健康素养，面向职工培育志愿服务精神"。项目通过社区行、校园行、企业行、地铁行、体验行五个子项目开展，"覆盖广""形式多""效果佳"。项目筛选医院名科、名医专家团队，定期进行专业培训；采用"点单式"服务，形成健康讲座、养生保健、体验项目3张服务清单可供选择；根据不同场合和受众，采用站点式、体验式、咨询式、展示式等多样化的方式开展中医药文化推广。

　　中医药文化社区行，讲堂义诊惠百姓。以"三名堂健康大讲堂"为平台，开设慢性病、常见病、多发病防治知识和健康生活方式的讲座。通过线上线下相结合每年开展活动 50 场，健康咨询的足迹走遍上海各区县，得到国家和上海的媒体宣传报道，荣获健康上海行动优秀案例。

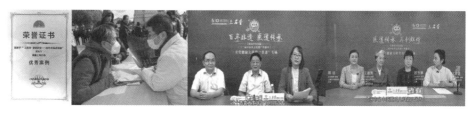

中医药文化社区行，讲堂义诊惠百姓

中医药文化校园行，培育岐黄小传人。以"岐黄小传人训练营"为平台，与徐汇区教育局、南洋中学、青云中学、杨浦区少年宫等 13 家学校合作，推广"古诗词里的中医药""山海经里的中医药"等中医药选修课程，让中医文化浸润童心，增强祖国下一代的文化自信，培育中医思维。已连续开展活动 4 年，累计服务 5 千余人次。

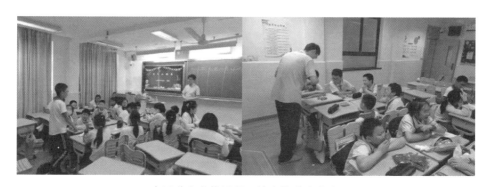

中医药文化校园行，培育岐黄小传人

中医药文化企业行，站点服务助白领。静安区商圈楼宇众多，为更好的服务白领人群，医院在企业、商圈搭建"白领健康驿站"开展"站点式"服务，医护志愿者牺牲中午一小时休息时间，每周一次常态化开展功法、药膳、养生等针对白领人群的健康公益服务，在企业食堂推广"健康膳食"，让中医养生走进白领日常生活，受益白领近千人。

中医中药地铁行，健康知识伴出行。在地铁 11、12、13 号线站点开设"中医文化科普苑"，6 年间每季度更新 24 节气养生保健知识和四季药膳；与地铁 13 号线合作推出中医文化地铁专列，成为一道满载中医健康文化底蕴的亮丽风景线，把中华优秀传统文化嵌入市民乘客生活点滴之中。

中医中药体验行，沉浸体验益身心。举办养生体验活动和膏方节 12 届，以"医院开放日"的形式邀请市民来院开展沉浸式中医养生互动体验，包括中医传统非药物疗法、非遗展示、AI 中医体验、传统中药炮制、养生药膳药茶、保健功法等项目。并将养生互动活动推广至静安公园、闸北公园、古猗园等，扩大市民受众人群。

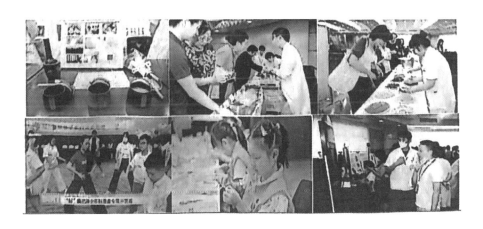

医院"中医药文化推广传播季"项目植根铸魂，立足健康科普和文化传播，具有鲜明的中医药底色；因人制宜，根据人群不同采用不同服务方式，保障效果；项目服务人群范围广泛，获益人数多；同时在 8 年时间里持续开展，依托医联体，将中医药文化推广范围遍及上海市，辐射长三角地区。

项目也获得明显的成效，从活动影响、辐射范围、媒体宣传报道方面都得到体现，累计活动 400 余场、惠及群众 400 万人，还形成了一系列的科普书籍、科普视频等成果展示，得到主流媒体的肯定和宣传报道。项目成员也得到锻炼和成长，入选市级科普讲师团 10 人。同时医院在此基础上，被评中华中医药学会科普基地、首批健康促进与教育优秀实践基地、上海市科普教育基地、上海市志愿服务基地等荣誉称号。

深挖六院百年文化根脉　打造特色"文化之旅"

上海市第六人民医院

一、基本情况

党的二十大从国家发展、民族复兴的高度，提出"推进文化自信自强，铸就社会主义文化新辉煌"的重大任务，对新时代新征程文化建设作出了全面部署，提出了明确要求。

上海市第六人民医院紧扣"文化自信"这条主线，以"党建＋载体"的方式，深挖市六医院文化，通过打造"文化之旅"这一具有文化符号特征的项目，在自我践行与社会互动的交互过程中传承创新发展医院文化，厚植"人民至上，生命至上"的医者情怀，以文化建设赋能医院高质量发展，让市民在文化之旅中领略医院的精神品格和文化软实力，让医院文化品牌融入市民生活，赋能城市发展。项目每月向公众招募举办一次，16场文化之旅活动线下参与人数近600人，线上图文直播点击量超10万，项目被人民网、文汇报等多家主流媒体报道40余次，阅读量破100万，社会效益显著。

二、主要做法成效

市六医院作为一家有着120年历史的大型综合性公立医院，始终坚持党的全面领导，持续强化党的政治引领，筑牢医院文化建设的政治底色；始终牢记习近平总书记"文化是一个民族的魂魄，文化认同是民族团结的根脉"的重要论述，不断深化医院文化建设内涵，拓宽医院文化建设新渠道。

做精文化建设"一个点"

市六医院始终聚焦医院文化建设，在文化品牌深化实践上下功夫，充分挖掘徐汇、临港两院区14个文化地标的优秀历史和科室特色，积极策划具有医院特色的文化品牌项目——六院文化之旅。2023年3月至2024年8月，医院面向社会公众共开展16场文化之旅活动，市民朋友带上专属的"六院文化护照"，近距离感受医院，沉浸式体验上海市睡眠呼吸障碍疾病重点实验室、中国超声诊断发源地、心血管内科、消化内镜中心等医院文化场景，在文化之旅中感受骨科数智医疗技术，了解神秘的麻醉科，线上图片直播阅读量超30万，项目内容丰富、教育性强，被人民网、新民晚报、文汇报、上海日报等多家主流媒体宣传报道。

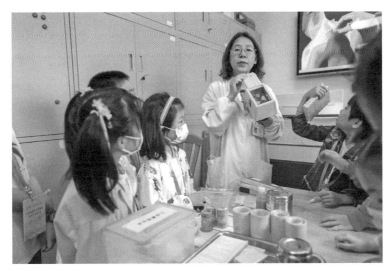

六院文化之旅——端午节学生体验感受中医传统文化

绘就文化项目"一张图"

早在2019年，上海市第六人民医院就启动了以"凝练科室文化精髓，助推学科传承创新"为主题的首批"六院文化地标"评审活动，经过3年的建设培育，形成14个文化地标，绘就成一张具有六院特色的"文化地图"，打造了一支优秀的文化地标宣讲队伍，在一次次的活动中讲好六院故事，推动医院文化建设落地，提升医院品牌美誉度。"文化地图"是社会公众了解六院的一个窗口，开辟医学与人文交流的新渠道，让市民领略医院的精神品格和文化软实力。由"文化地图"衍生而来的六院文化之旅也备受欢迎，报名热情高涨，16 场文化之旅活动参与人数近 600 人，参与活动市民回访满意度 100%，推荐程度 94%，受到参与者的一致好评。

下活文化品牌"一盘棋"

文化兴则国家兴，文化强则民族强。基于文化品牌建设要从全局考虑，注重顶层设计，下活文化建设"一盘棋"，上海市第六人民医院拟定《上海市第六人民医院文化建设方案》及《上海市第六人民医院高质量新文化建设三年行动计划任务清单》，构建形成以"党建红色文化、创新传承文化、职业精神文化、关心关爱文化、健康促进文化"为主体的文化体系。

三、经验启示

2024 年，市六医院迎来建院 120 周年，同时也是医院文化建设的展示年。医院将持续推进文化建设工作，不断深化医院文化地标，打造精品文化项目，让六院文化精神可及可感可品，为医院高质量发展提供强有力的支撑。文化之旅，串联起医院的各种优秀文化，探索出属于市六医院的文化输出模式。未来这也将作为医院文化精品项目之一持续深化开展，为大众带去更具创新性的文化体验。

把党员志愿者请进医院
打造"全闭环"的东方"啄木鸟"服务监督体系

上海市东方医院

作为陆家嘴"金色纽带"、市委"一号课题"的分片区牵头单位，东方医院立足专业特长，持续探索区域医疗体模式，通过健康义诊、健康咨询进楼宇等方式为金色纽带党建模式添砖加瓦。同时，双向认领、双向服务、双向受益，医院也得到了该模式的反馈与支持，依托陆家嘴公益城平台，医院探索建立了区域化党建引领下的党员志愿者服务监督体系。2016 年与陆家嘴街道充分沟通后，"请党员进医院"的党员志愿者"啄木鸟"文明督导项目应运而上。

在此过程中，党员志愿者服务监督体系不断深化内涵，积极探索系统化工作机制，东方"啄木鸟"也发展成为医院精神文明建设的重要品牌项目。

凝聚街道党员力量　组建多元化督导队伍

项目启动之初，东方医院联合陆家嘴街道积极动员街道的退休党员居民加入啄木鸟文明督导队伍之中，他们从小在陆家嘴街道生活，在"东方"就医，对医院感情深厚，希望发挥余热协助医院督查不文明现象，助力医院服务提升。此外，还招募了在陆家嘴辖区工作的年轻党员，他们在亲历浦东发展的同时，对"东方"有着更高的期待，希望发挥微薄力量助益新区卫生健康事业的发展。

街道退休党员、非公企业和社会组织的"两新"党员、区域单位"双报到"等不同身份的党员先锋们，共同组建出这支多元化的文明督导队伍，大家以不同的年龄、职业、知识面互补，以同样高涨的热情投入到活动中。此外，医院还邀请新区精神文明市民巡访团作为专业观察员提供指导，为党员志愿者进行培训，规范督导工作，让他们在督导过程中看得更细，查得更深。

定期、定量、定点督查寻访

医院每月邀请党员志愿者队伍开展定期、定量、定点的督导检查、个别访谈、满意度问卷等服务。医院不仅将全国文明单位、上海市患者满意度调查问卷等文明创建指标作为常态长效督查内容，还在此基础上将专项查摆项目也融入其中，每月督查要点不尽相同，但却形成接力——以评促改、以评促建。

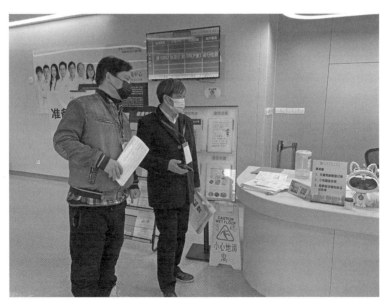

医院每月邀请党员志愿者队伍，开展定期、定量、定点
的明察暗访、个别访谈、满意度问卷调查等服务内容

"输液人数增多，护士有时过于繁忙，无法精准找到提出诉求的患者，建议增加按铃提示"。党员志愿者督查结束后，会将发现的问题，形成规范报告及时上报医院文明办，问题中涉及的相关责任科室于一周内整改完成后，再反馈文明办，做到有人管、及时办、有回应。

打造"全闭环"服务监督体系

为了保障问题得到长效化解决，医院文明办与党员志愿者不断沟通，提出"回头看"的督查方案，即每季度进行一次复查，查看往期出现问题是否整改到位，必要时医院开展相应的专项整改，将问题解决到底。

从贴近患者就医体验的"身边事"，到解决医院文明创建"老大难"问题，在党员志愿者的多次督查下，一个个不文明现象得到整改，这样高效便捷的处理办法，得益于打造了一套"问题督查、任务发布、落实整改、跟踪复查"的全闭环服务监督体系，这也成为医院精神文明建设的周期性重点工作。

伴随医院服务的持续优化，督查出的问题逐渐减少。以 2024 年为例，半年来查摆问题累计 37 处，相比去年同期减少 20%，相关科室部门回复率 100%，整改率达 99%，反映问题能立马得到回应，党员志愿者督查热情也持续高涨。此外，党员志愿者在督查寻访中发现的文明服务举措，将成为文明创建的突出亮点。作为第六届全国文明单位，东方医院 2022 年成功入选上海市公立医院高质量发展试点单位，2023 年入选上海公立医院党建工作"示范医院"创建单位，2024 年入选全国卫生健康思想政治工作标杆单位。"东方啄木鸟"的经验做法被人民网、学习强国、新民晚报、上海广播电台等国家、市级媒体重点宣传。

东方医院将继续坚持以问题为导向，强化责任抓整改、促落实。真正实现以查为契机，以帮为目的。确保整改措施形成习惯性的动作，优化服务细节，为患病群众持续提供高效、便捷的暖心就医体验，打造文明督导的"东方模式"。

"上海 600 号"

——精神专科医院文化品牌创新探索

上海市精神卫生中心

说起"宛平南路 600 号",大家会想到什么？在老上海，估计"600 号"就和"西宝兴路"是同样级别的代名词。以前，人们要来到"600 号"，等在诊室前，那绝对必须跨越内心的万水千山。新时代，如何消除社会及公众对精神疾病的歧视与病耻感，提升对心理健康的关注度和认识度，是精神卫生工作者面临的巨大挑战，更是精神专科医院文化发展必须迈过的坎。于是，我们启动了塑造"上海 600 号"全新文化品牌的建设进程。

举措一：赋予地名文化新时代品牌内涵

医院推出"上海 600 号心理健康"文化品牌（简称"上海 600 号"），以上海市民耳熟能详的"宛平南路 600 号"门牌号码为名，以国家精神疾病医学中心、上海市精神卫生中心作为实体基地，全力探索全生命周期心理健康促进的"上海模式"，致力守护 2500 万市民的"美丽心灵"。

举措二：赋能"高质量、高安全"品牌形象，密集文化品牌曝光度

通过医疗团队远赴西藏日喀则、青海果洛等地开展对口援建工作的机会，录制"上海 600 号"科普作品，带给高山高原的居民朋友，并开展科普

专题讲座，宣教精神疾病防治。藏民们亲切地说"每年格桑花开的时候，都欢迎'600号'专家来。"

与市宣传部、市新闻办、媒体等深度合作，推荐专家参加市政府新闻发布会。近5年，开展各类心理健康相关直播700余场，拍摄视频440余部，撰写图文2467篇，主编科普书籍16部，累计受众超过9000万。这些脍炙人口的心理科普给市民朋友送去心灵关爱。由此积累下来的大量文化与科普素材，成为目前持续开展医院文化品牌输出的重要内容。

另外，"上海600号"持续发挥专业支持与督导实力，开展面向全社会的962525上海市心理热线，以7*24小时连续服务的精神面貌，为民众面临的主要精神心理健康问题答惑解疑，传递正向能量。

举措三：多媒体、立体化医学与文创融合，跨界合作，树立文化品牌新标杆

医院依托所在城市上海的文化内涵，将医院文化与城市性格相融合，跨界打造多种文创及艺术产品，以科学理念相浸润，实现大众心理层面对精神疾病的"去魅"。

在市卫健委支持下，上海电视台将医学纪录片的镜头聚焦"600号"，通过两集纪录片《笼中鸟》和《往事只能回味》的录制和播放，引起人们热议。众多具有丰富话题性及社会共情性的正向舆论得到广泛传播，显著降低了社会大众对精神疾病、精神疾病患者及家庭的排斥和歧视。

在此过程中，逐步形成立体性的文化品牌矩阵："600号月饼"、"600号画廊"、"600号联名咖啡"、"600号联名T恤"、"600号联名口罩"、"600号联名表情包"、"600号联名子母包"、"600号联名巧克力"等八大"爆款"文创作品，让"600号"品牌深入人心。

近些年来，随着国家公立医院绩效考核机制的完善，对患者友好型的医院软性文化建设得到高度重视。"上海600号"聚焦精神心理健康的专科领域，形成了具有可复制和推广性的医院文化特色，不仅增强员工与民众切实

获得感，还助力"暖心型"医院发展建设。

"上海600号"建立多层次、创新性医疗卫生文化资料库，并开展多形式主题活动，形成资源整合与联动效应，显著提高了职工的职业自豪感及专家的社会口碑。在丰富的"600号"文化内涵推动下，医院全体员工将提升民众心理健康认知为己任，在医教研防各领域齐发展。医院多次荣获国家公立医院绩效考核精神专科医院第一，成为国家精神疾病医学中心、国家区域医学中心（输出单位）、上海市公立医院高质量发展试点医院和国家精神医学专业质控中心（筹），进一步塑造了医院高质量品牌形象。

"600号"文化品牌塑造过程中，得到社会知名人士、专业机构的公益性支持。如2022年医院牵手音乐大师孔祥东先生，共同为儿童青少年打造心理健康歌曲；与网易云音乐在世界精神卫生日打造rap风精神健康主题歌曲《美丽心灵》，用温暖的音乐鼓励人们关注心理健康，乐曲在各大平台广泛流转，受众达2000万+。2023年与和马晓辉女士共同开启音乐疗愈演唱会的大门。以公益性为前提的跨界合作，让医学文化与其他领域文化跨界合作，实现了"1+1>2"的效应，有力推动心理健康传播，"心理健康命运共同体"正在形成。

"上海600号"文化正在突破医院围墙，以前所未有的姿态拥抱民众，也获得了民众的肯定。"600号"背后的色彩已经不是歧视和排斥了，而是人性的回归和爱的呼唤。医学文化和城市文化的碰撞与融合，正是上海文化的底色之一，就像石库门、老弄堂一样，成为了独特的"城市名片"。

多元化健康科普呵护群众视觉健康

上海市眼病防治中心

作为上海市唯一一家承担眼病预防与治疗双重功能的市级公立眼病专科医院，上海市眼病防治中心（上海市眼科医院）高度重视眼健康科普工作，从上世纪四五十年代编辑出版沙眼宣传册，到 60 年代提出"二要二不要"学生用眼法则，从 1990 年代承办上海市首届爱眼日，到近几年创办的"'目'浴阳光""开学护眼第一课""眼睛逃跑计划舞台剧"，编创全国首支《爱眼歌》《非接触式眼保健操》等，医院围绕健康中国建设，加强顶层设计、完善机制保障，努力打造具有眼防特色的科普文化体系。

打造特色科普品牌

早在 2016 年，医院专家团队研究发现，每天户外 2 小时可降低 50% 的近视发生风险，于是兼具亲和力的"大眼仔"卡通形象应运而生，也正式发起"目"浴阳光·预防近视行动，以受众喜闻乐见的科普新形式、促进家长和孩子走到户外、沐浴阳光，至今已举办"草木大搜索""动物大搜索"等十余场大型寓教于乐的趣味科普活动，并联合福建、广西、宁夏等省市同步开展，线上线下千万人受益，为全国推广近视防控"上海模式"奠定了坚实基础。受央视播出的"开学第一课"启发，自 2020 年起，在上海市卫健委、上海市教委的支持指导下，医院联合上海各区眼病防治机构发起"开学护眼第一课"，不仅邀请了多名眼科专家参与课程设计，还与上海教育报刊总社、东方卫视等主流媒体合作，以及借助奥运冠军等社会知名人士的影响力，让家长、孩子、老师们共同坐卜来，通过互动问答、模型演示、生活化场景模拟等学习近视防控最新知识。2023年直播当晚观看量超过294.5万人次，得到社会高度关注和认可。

推动沉浸式科普体验

为打破传统科普形式，满足公众"短、平、快"的信息接收方式，医院组织专家团队和上海戏剧学院师生联合编创《眼睛逃跑计划》舞台剧，巧妙地将复杂的护眼知识融入科普故事情节，讲述"小眼睛预防近视"的奇妙故事，将眼健康宣教从传统的教室里搬到了剧场舞台上，目前，该剧已陆续在上海市各区及全国其他地区展演，获得全国人文路演二等奖，并推出系列文创、同名绘本，实现了从"观"到"读""玩"的科普体验升级，使舞台剧成为一个家庭成员共同参与、共同学习的健康教育载体，激发每个家庭成员相互监督、成为自身眼健康的第一责任人。2024年，医院在虹桥路院区建成了全生命周期眼健康宣教的"光影焕彩"科普馆，展现了致盲、眼底、屈光、眼球等不同方面的科普主题区，融入科技手段和互动体验，让儿童青少年在游玩中轻松掌握眼健康知识，也使成年人在互动体验中加深对眼保健的认识，真正实现了科普教育的多元化与趣味化。

拓展公益服务惠及群众

医院将公益精神、公益情怀的文化基因融入各个层面，立足"公共"与"服务"，深入盲人学校、社区楼宇、敬老院等开展公益项目。医院1980年代与上海市盲童学校建立合作关系，最早建立了"盲和低视力儿童发现－转诊－鉴定评估－教学安置－康复服务"体系，每年组织医务人员深入盲童学校开展科普讲座和义诊；2009年起，医院致力于关爱外来务工人员随迁子女眼健康，每年组织医务人员深入外来务工人员随迁子女学校开展斜视筛查，免费为其诊断及治疗；2012年启动"放眼看世界"斜视慈善项目，联动了上海市儿童健康基金会等，资助困难家庭斜视儿童接受免费手术；2015年，启动"白内障"志愿服务助医项目，解决上海郊区贫困老人白内障手术需求；2019年，发起"青春光明行，共筑军旅梦"资助贫困大学生公益项目，为有参军梦想的贫困近视在校大学生提供免费手术；2022年底，医院启动"初心·明眸行"项目，组织专家团队输送优质医疗资源到革命老区、边远地区，开展科普讲座、眼健康义诊、公益捐赠等，联动公益基金会的社会力量，到安徽金寨、贵州遵义、内蒙呼伦贝尔等地开展公益科普活动，并依托革命老区优质红色资源开展红色教育。

目前，"'目'浴阳光""开学护眼第一课""眼睛逃跑计划"等科普品牌，分别获得2024全国医院人文管理路演"年度杰出人文管理案例"二等奖、长三角优秀科技志愿服务项目、上海市健康科普推优选树活动优秀奖、上海科普教育创新奖、新时代健康上海建设示范案例、第四届"上海十大医改创新举措"提名奖等诸多荣誉，在眼健康服务领域获得了一定的影响力。未来，医院将紧紧围绕人民群众多元化眼健康需求，优化"一老一小"两大重点人群眼健康服务，持续联动各类优质资源，壮大科普人才队伍、创新科普服务模式，激励更多医务工作者投身科普服务，为健康上海、健康中国助力！

"那些不一样的年华"中山故事分享会

复旦大学附属中山医院

一、基本情况

自 2019 年起，复旦大学附属中山医院围绕几代"中山人"的从医路、医疗援助的感悟、传承西迁精神、创新文化、医学人文精神、向医学前辈致敬等主题，开展"那些不一样的年华——中山故事分享会"，为每年新入职的员工讲述"中山人"的医者初心与使命，至今共举办六季，已成为医院的一个重要文化品牌活动。

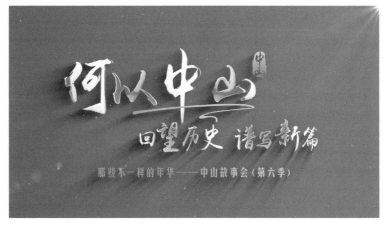

【回望历史，谱写新篇】第六季"那些不一样的年华——中山故事会"致敬医学前辈

二、主要做法成效

1. 主人公视角讲好"中山故事"

讲好中国故事，是时代赋予我们的重要责任。作为中国现代史上第一所真正的"中国人的医院"，中山医院"那些不一样的年华——中山故事分享会"通过第一人称视角，由当事人亲自讲述那些年的所见所闻所感，以精彩、生动、鲜活而充满温情与正能量的故事依托六大主题突显"中山人"以病人为中心的理念与担当。

2. 多种演绎形式传承"中山精神"

习近平总书记强调，"会讲故事、讲好故事十分重要"。除了亲历者讲述所见所闻所感，"那些不一样的年华——中山故事分享会"还通过多种演绎形式讲好中山故事，将中山精神、中山标准、中山智慧精髓嵌刻入医者的心灵最深处。

3. 全媒体平台传播助力打造中山文化"金课"

"那些不一样的年华"中山故事分享会至今共举办六季，通过医院官方微信、微博等自媒体，以及解放日报、文汇报、新民晚报、澎湃新闻等主流媒体刊载报道，覆盖人群不仅局限于中山医院内部职工，更面向全国医院的医务工作者，亦是传承中山文化的精品课程。

三、经验启示

1. 让身边人讲身边事，加强故事感染力

"那些不一样的年华"中山故事分享会以广大新职工为教育主体，邀请职工最熟悉的身边人讲述自己的故事，亲历者讲心中事，见证者讲身边事；同时，前辈的行为示范有助于加强说服力，让听者感受到这些就是身边人的身边事，以期让讲述者们更好地成为后辈健康成长的指导者和引路人。

2.讲好多维度的故事，提升职工思想深度

以"从医之路、医疗援助、西迁精神传承、创新文化实践、医学人文精神、向医学前辈致敬"等不同维度的故事为生动教材与鲜活内容，有利于从不同角度给予新职工以深刻启发；通过深挖叙事内容，有利于全方位展现医者的实践工作和人格魅力。

3.加快构建中国叙事体系，发挥医者思政力量

习近平总书记在党的二十大报告中强调："加快构建中国话语和中国叙事体系、讲好中国故事、传播好中国声音，展现可信、可爱、可敬的中国形象。"前辈的医学奋斗故事、医者的职业成长故事亦是中国故事的重要组成部分。作为公立医院高质量发展的排头兵，营造和谐健康的医疗叙事生态对于加强医务人员思想政治工作具有深远意义。

讲述仁济故事，传承仁济精神

——"故事里的仁济"主题活动

上海交通大学医学院附属仁济医院

一、背景意义

上海交通大学医学院附属仁济医院始建于 1844 年，是全国第二家、沪上首家西医医院。一代代仁济人为了医院赓续发展，在 180 年的历史长河中留下许许多多了为人知或鲜为人知的故事，故事所折射的品质和光辉，组成了仁济历久弥坚的精神文化。为了进一步继承弘扬仁济精神，医院党委特别策划了"故事里的仁济"主题系列活动，由仁济人来讲述身边仁济人感动、触动的瞬间，再现故事背后的仁济精神，不断赋予仁术济世精神新的时代内涵，凝聚起推进医院高质量发展的磅礴力量，激励仁济人接续奋斗、再立新功。

二、做法成效

（一）主要做法

"故事里的仁济"主题活动自 2023 年 3 月举办以来，以各类节日为契机，与医院大型主题活动相结合，聚焦医院不同群体，进行故事的挖掘、采编、讲述，目前已成功举办五期故事分享会，千余人次现场聆听。

1. 战"疫"，我们有力量——讲述仁济人抗疫的故事。2023 年 3 月 8 日，"故事里的仁济"主题活动抗疫故事分享会上，八位抗疫中支援方舱医院、定点医院、公卫中心等各医疗队的代表倾情讲述抗疫中的难忘故事，彰显了医务工作者敬佑生命、救死扶伤、甘于奉献、大爱无疆的职业精神。

2. 传承·致敬·奋进——讲述仁济党员前辈的故事。在医院庆祝建党 102 周年大会上，"故事里的仁济"主题活动上七位青年党员绘声绘色地讲述了仁济党员前辈爱党爱国、敬业奉献的故事，感悟他们对党、对国家、对人民、对卫生事业的赤诚之心，激励仁济后辈继承弘扬仁术济世精神，砥砺前行、再创佳绩。

3. 退役不褪色，建功新时代——讲述仁济退伍军人的故事。2023 年"八一"建军节前夕"故事里的仁济"主题活动上，八位青年医生分别讲述了医院退役军人发扬军人坚强、坚韧、坚毅优秀品质，勇挑医者担当的故事，彰显了他们为党分忧、为国奉献、为民服务的初心情怀。

4. 用心服务，谱写护理赞歌——讲述仁济护理人的故事。2024 年在医院 5·12 国际护士节庆祝大会上，"故事里的仁济"主题活动走进仁济护理团队，三位青年护理工作者围绕"创新、人文、专业"三个主题，讲述了出生于不同年代的仁济"白衣天使"，践行南丁格尔誓言，推动护理事业发展的故事。

5. 追寻·红色榜样——讲述仁济基层党员的故事。在医院庆祝建党 103 周年大会上，"故事里的仁济"主题活动走进了仁济的基层党员，四位青年党员围绕敬业奉献、开拓创新、拼搏进取和团结协作精神，讲述了十余位基层身边党员在各自平凡的工作岗位默默坚守和无私奉献，谱写出不平凡的仁济故事。

（二）主要成效

一是增强员工的文化认同感。通过故事分享，核心价值引导，促使医院职工更加深刻地理解仁济精神的内涵和价值。二是提升团队的凝聚力。不同科室、不同岗位的员工聚集在一起，共同回顾和学习先进事迹，传承医院的优良传统，有效提升了向心力和团结协作力。三是强化榜样引领作用。员工们从身边的榜样身上学习到了敬业、奉献、创新等优秀品质，在实践中不断融入仁济人的血脉。四是激发员工干事创业热情。前辈和同事的催人奋进的故事，传递了积极向上的正能量，激励大家立足岗位、脚踏实地、追求卓越，凝聚起高质量发展的强大动力。

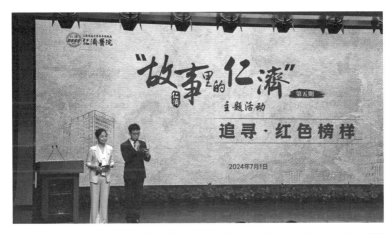

2024 年 7 月 1 日，医院党委举办追寻·红色榜样"故事里的仁济"主题活动第五期

三、经验展望

一是要提高叙事能力，对每期故事的采集撰写、讲述人的表达、多媒体的呈现等工作进行专业培训指导，提高活动的吸引力和感染力。二是扩大活动覆盖面，除了现场展示外，要利用各类媒体，如官微、报纸等，刊登故事全文或播放短视频，扩大传播受众面。三是建立长效机制，为确保活动效果的持续性，要建立活动的长效机制，完善工作机制、丰富活动形式，调动各方参与的积极性。四是融入医院文化发展战略，将"故事里的仁济"主题活动与医院的文化发展战略紧密结合，打造成医院文化品牌，成为推动医院高质量发展的重要文化载体。

"五个阳光"系列文化品牌建设案例介绍

上海市养志康复医院（上海阳光康复中心）

上海市养志康复医院（上海市阳光康复中心）作为上海市残疾人联合会直属事业单位于 2007 年成立，是本市唯一一家三级康复医院，始终践行健康和谐、积极向上的单位文化，将文化建设渗透到医院的管理和发展之中。自 2010 年起，医院推出以"爱学习，知识阳光；展才能，品牌阳光；讲奉献，爱心阳光；强素质，健康阳光；重安全，平安阳光"为主题的"五个阳光"系列文化品牌。

一、爱学习，知识阳光

作为医院文化建设的重要载体，医院自 2010 年起打造了"阳光读书沙龙"，15 年里共举办 168 期，内容囊括理论讲座、传统文化、知识竞赛、节庆活动等活动，并将成果制作成《阳光读书沙龙巡礼》共计 12 本，该活动被评为市级机关系统职工文化创新项目奖；连续 11 年组织开展"阳光康复大讲坛"，围绕学术前沿、科技创新等在业内举办大型学术交流活动，影响人数近 5 万；建立了院内图书馆——知行书室，藏书 2 万余册，被评为全国总工会优秀职工书屋；以医院党委为核心在院内打造了党群服务中心，作为员工培养和提高政治素养的重要思想阵地。此外，每年组织开展新员工入职培训，将医院文化融入培训课程，传递医院的价值观。

二、展才能，品牌阳光

结合部门自身特点开展系列活动以提升服务能力，鼓励员工争创佳绩。通过"医疗质量月""食品安全月""健康科普月"等活动，定期举办各类技能竞赛，如康复病例团体大赛、全英文讲课比赛、科普作品展示大赛等；开展"季度服务明星"评选活动；连续举办了五届阳光文化周。全员职工专业能力得到全面提升，荣获"上海市青年五四奖章集体""中国最具发展潜力医工融合团队"、中国康复医学会"优秀三师"与"优秀青年三师"、上海市"医务工匠"等表彰。科研科普方面，累计获批各级纵向科研项目165项，包括国家重点研发计划3项，国自然重点、重大研究计划及培育项目各1项等。获各类科普大赛奖项200余项。

三、讲奉献，爱心阳光

医院先后成为上海市志愿者服务基地、上海青年志愿者服务基地及松江大学城7所高校的青年志愿者服务基地；每年定期开展"阳光爱心周"系列活动，为社区结对的困难残疾人家庭捐款，开展帮困助学以及为困难员工帮困送温暖等活动。医院的蒲公英志愿服务队注册人数达800人，年服务人次1.3万，志愿服务时长近7000小时，打造了阳光志愿先锋行、阳光益轮、阳光宝宝沙龙、阳光健康大讲坛、阳光援力工伤和阳光橙丝带等6个具有康复特色的志愿服务项目，并荣获全国最佳志愿服务组织，上海科普教育创新奖优秀科普志愿者（团队）二等奖，2021年度"上海市志愿服务先进典型"，2023年度"上海市志愿服务优秀个人"。

四、强素质，健康阳光

整合医院资源，注重职工运动和文娱活动设施的建设与完善，室内建设了涵盖乒乓球、桌球、健身器材、瑜伽室、多功能厅在内的"源力空间"职工之家；室外设置了足球场、篮球场、塑胶跑道等运动设施。举办了七届"阳光职工运动会"，每年组织职工健康体检并完善了职工健康体检机制，实施职工健康档案；定期开展心理健康讲座、开通职工心理咨询热线等心理援助，保障职工身心健康。此外，结合青年职工多的特点和活动场所的优势，组建了阳光足球队、篮球队和乒乓球兴趣小组等，吸引了众多青年职工积极参与，并自发利用业余时间开展训练。

五、重安全，平安阳光

通过建立健全医院规章制度、开展学制度、熟制度、守制度等活动，提高医院规范化、科学化的管理水平；通过健全安全网络和工作责任制，加强人防、物防、技防，定期开展信息安全、消防安全、防暴应急演练及感控文化周活动，加强信息安全保密工作培训，完成信息安全三级等保的改造及评审工作，制定舆情监控管理机制，提高全员安全责任意识。入选上海市第一批城市数字化转型（生活领域）解绑揭帅场景示范创建单位，荣获第五届全国卫生健康行业网络安全技能大赛二等奖，2023年全市网络安全飞检位列第11名（共179家）。

病房学校好"趣"处，人文服务"童"享受

—— 建设儿童友好医院文化的实践

上海市儿童医院

建设儿童友好医院是贯彻落实党的二十大精神，满足人民群众对美好生活追求的重要举措。建立于 1937 年的上海市儿童医院是国内首家儿童专科医院。抗战时期医院救治了无数贫病难童，为医院播下了"人文、公益、慈善"的种子。医院开创了许多先河，例如我国首创小儿外科、完成国内首例连体婴儿分离术等。目前已经成为上海业务量最大的儿童专科医院。2023 年门急诊量 260 余万人次，学科齐全、特色突出，医疗服务引领长三角地区。

早在 2012 年，上海市儿童医院就率先开始了儿童友好医院的探索，提出建设"智慧医院、人文医院、精品医院"的愿景，2014 年医院开始建设"儿童友好医院"，参与了国家儿童友好医院建设指引和上海市儿童友好医院建设指引的专家团队。近年来，上海市儿童医院先后获得改善医疗服务示范医院、人文建设品牌医院、上海市人文关怀心理服务示范点、优秀志愿者服务基地、中国青年志愿服务项目大赛金奖等荣誉。

一、传递关爱，营造儿童友好空间环境

让就诊患儿在温馨舒适的空间环境里享受高质量的医疗服务，是建设儿童友好医院的必然要求，医院始终坚持环境童趣化。墙壁上卡通动物图案与造型，楼层间引导的动物脚印等，勾勒出一幅"儿童乐园"般的就诊环境；

一米看世界，以儿童视角来设计、设置儿童专用设施和环境，便于儿童观察，充分识别导视信息；功能安全为先，细节之处显用心，所有的桌椅均有圆形弧度，门诊室门锁均无锁舌等，以避免儿童在院内产生不必要的磕撞损伤，保证儿童健康安全。

二、激发活力，培育儿童友好医院员工

院党委遵循儿童友好、儿童优先理念，号召全院职工，自上而下坚持"为儿童服务就是幸福"的办院宗旨，不定期开展职业规划、人文关怀、压力舒缓、释疑解惑讲座和指导，让医护人员在更温馨，充满人文关怀的氛围中工作，更好服务患儿。医院党团组织联合打造"有爱童行"医务青年志愿者队伍，通过各种活动，培养青年医护人员的儿童友好理念。

三、优化流程，提供高质量儿童友好医疗服务

一是打造兼具多种功能的综合性儿科医疗服务基地，成立儿科医疗联合体，共同打造长三角地区儿童医疗联盟的党建工作服务品牌；二是提供有温度的诊疗服务，以儿童需求为本，从细节之处入手，切实改进就医体验。在院党委支持和领导下，医院创新管理，精心服务。推出了"诊前化验"和"一站式输液"的便民举措，缩短患者就诊时间，提高了医生问诊效率，成立家长互助病友俱乐部，成了患者就医体验与就诊服务质量提高的双赢局面。三是关注大重病患儿和困难儿童。近 5 年来，医院共筹得善款 6000 余万元，帮助 3000 余名患儿完成医疗救治；发起"格桑花之爱"公益救助项目，成为上海卫生援藏事业的一个重要品牌。联合各单位共同发起了"爱从'头'开始——为白血病患儿捐发公益行动"；打造沪上首个母乳库，帮助更多新生儿家庭；设立儿童关怀室，使患儿和家庭成员获得精神上的支持和慰藉。

四、凝聚合力，尊重患儿娱乐和受教育权

医院不断整合院内外资源，充分发挥党组织和党员服务群众、凝聚人心的作用，尊重患儿受教育权。与普陀区长风生态教育共同体建立项目合作，建立"彩虹湾病房学校"、糯米老师绘画课堂等公益服务项目，为长期住院患儿提供学习课程，让患儿能享受正常孩子的受教育权。

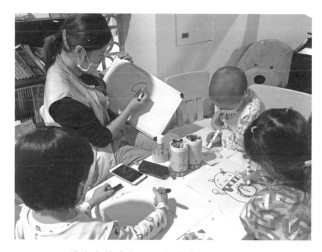

社会支持友好——糯米老师的小课堂

五、整合资源，充分发挥儿童健康教育宣传作用

儿童医院持续开展各类健康科普活动，让家长提升健康育儿知识，提升就医体验。例如"家长学校"公益科普项目，自2016年开办以来已累计完成606场，惠及近10万个家庭。"妈咪宝贝帮"项目旨在缓解家长育儿焦虑，整合优质资源，各界共同参与，打造新时代儿童健康服务新品牌。

建设儿童友好医院非一日之举，是一项长期性、系统性的重要任务。上海市儿童医院将以医院高质量发展为目标，坚持公立医院公益性质，不断打造慈善公益品牌；贯彻"人民健康"与"儿童友好"相结合的理念，稳步推进儿童友好医院建设，为儿童健康事业做出新的贡献！

"医疗卓越、文明服务"示范品牌

上海市中西医结合医院

一、案例简介

在医疗卫生领域，随着患者对医疗服务质量、就医体验及医院品牌形象要求的不断提升，上海市中西医结合医院积极响应国家关于深化医疗卫生体制改革、推进健康中国建设的号召，结合本单位主责主业和文明创建工作，打造"医疗卓越、文明服务"示范品牌。通过这一策略的实施，上海市中西医结合医院不仅在医疗技术和服务质量上显著提升，还在社会责任、患者满意度及行业影响力等方面取得了长足进步。

二、主要做法

1. 医疗质量　卓越品牌打造

（1）构建诚信守法体系：严格遵守医疗卫生工作法律法规，对医务人员资质和医疗技术准入严格把关，根据《医院医疗机构依法执业承诺书》，严格执行《医师执业注册暂行办法》，开展医疗、预防、保健活动，保障医疗安全。严格遵守各项财税、社保等法律法规，切实维护医院、病人和职工的合法权益，自觉接受社会群众监督，营造公平有序、诚信守法的医疗环境。健全质量管理体系，狠抓医疗制度落实，严格医疗护理常规，努力提高医护质量，业务建设与精神文明建设同步取得突出成效。推进"互联网＋医疗"建设，不断提高医院智能化水平，高分通过了中医住院医师规范化培训基地建设评审，成功入选上海市公立医院高质量发展试点单位。

（2）突出中西结合优势：我们始终坚持中西医结合特色鲜明的区域性医疗中心的发展定位，全面梳理医院各级重点学科的考核指标，建立发挥中医药特色优势的长效机制，加强脉管病、重症肌无力、硬皮病等中医特色优势学科培育及建设，持续推进品牌学科建设，强化中医内涵质量发展，提升医院品牌学科的服务能级。持续推进资源优化整合，巩固提升优势，推动特色发展，完善"国医强优"区域中医优势专科培育及提升项目，建成了以脉管病诊疗中心为代表的包含卒中中心、胸痛中心、创伤中心和代谢性疾病管理中心等中西医结合特色鲜明的优势学科群。

（3）注重人才梯队建设：我院以习总书记的"八个坚持"与"四个面向"为指导思想，精心培养和选拔了一批政治素质、业务水平、人文素质过硬的学科带头人；构建了学科人才梯队，人才队伍年龄结构、学科知识结构合理；采用选拔制、推荐制、考核择优制等办法遴选，对符合学科建设所需的各类人才进行培养，确保在医疗、科研的第一线，支持他们外出学习、研修和交流，并且建立定期考核机制，督促发挥更高效能的作用。从而培养和造就一批德才兼备的学科带头人、中青年学术骨干和多支优秀的创新团队。目前入选国家人才项目 14 人；入选上海市人才项目 19 人；入选区校人才项目 30 人。2022 年，医院开展后备学科带头人培养计划（2022—2025 年）及青年人才培养计划（2022—2025 年），最终确认"后备学科带头人"培养对象 5 名，"青年人才"培养对象 21 名。

（4）大力开发科研项目：近五年，医院共有科研立项 323 项，其中国家级 10 项、省部级 35 项、市局级 102 项、区级 176 项，总经费投入 10289.55 万元。近两年共有国家自然科学基金项目 10 项；第一轮虹口区"国医强优"三年行动计划（2018—2020）48 项；第二轮虹口区"国医强优"三年行动计划（2022—2024）14 项；近五年授权发明专利 6 项，实用新型专利 31 项，外观设计专利 1 项；医院高度重视科研成果表达和转化，近 5 年成果转化

2 项。

（5）教学工作稳步发展：医院 2014 年成为上海市中西医结合临床学院，2015 年成为上海中医药大学全科医学系秘书处，2022 年 8 月高分通过国家中医住院医师规范化培训基地评估。2022—2023 学年，我院接受本科生、留学生、研究生、住培学员、进修医师 53 批次，583 人。承担理论课程 10 门，新增面向中医、中西医结合毕业实习留学生的全英文线上授课，共计 438 学时；积极申报和开展继续教育项目，其中 2023 年新立项国家级继续教育项目 11 项、市级继续教育项目 2 项，并且完成国家级 9 项、市级项目 1 项。

（6）培育新兴医疗特色：积极支持新兴优势专科建设，做优做强中医肿瘤、神志病、普外科等有潜力的中西医结合学科建设；重视非物质文化遗产盛氏针灸和三部正骨法的中医流派传承，针灸科、推拿科等新兴学科发展势头强劲；充分挖掘有后劲的中医药特色的市重点专科（专病）建设，加大中医中药的推广和应用，脑血管病、中医肾病、肛肠外科等潜力专科建设发展后劲越来越强；充分发挥中医药在预防保健中的特色优势，不断提升中医治未病服务，中医药在维护和促进人民健康中的独特作用日益显现。

2. 文明服务　示范品牌创建

（1）热心社会公益：通过结对帮困送温暖和弘扬中医药文化等活动，将文明创建工作常态化、长效化推进。利用军民共建方式，借助二十四节气、传统节日以及肾病日、爱耳日、爱牙日等特殊时节，走进部队、社区、学校和企业，为部队官兵、学校师生和企业员工开展医疗咨询、健康义诊、科普讲座。脉管病专科团队通过建立全国基层名中医工作室、国医讲堂等方式开展科普义诊活动，足迹遍布华东、华南、西南、西北多个省市、自治区的城镇和乡村，共计开展义诊、健康咨询 260 多场，惠及群众 1 万余人。积极参加脱贫攻坚和援外任务，先后派出 25 批次 70 余名医务人员参与援藏、援疆、援青、援滇和援助摩洛哥，把优质医疗技术送到边疆、送到海外。医院先后被评为"上海市脱贫攻坚专项奖励记大功集体""优秀援滇医务工作先进集体""优秀援助摩洛哥医疗分队"。

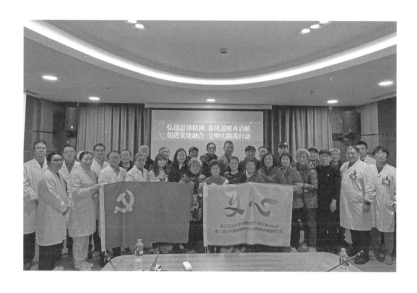

（2）延伸送医服务：通过下社区带教坐诊、教育培训、科研协作、设立名中医工作室、治未病三位一体平台等多维建设项目，形成区域医联体网格化布局，进一步提升帮扶成员单位的医疗服务能力与管理水平。牵头成立长三角脉管病联盟，实现长三角区域糖尿病足诊疗一体化，进而降低糖尿病足死亡率、截肢率及病患的经济压力。风湿病科成立"关爱罕见病斯凯洛斯"关爱小组，建立公众号及患者随访群，定期为需求者开展线上线下关爱服务活动，2022年正式成立"市中西医结合临床医学院罕见病科创志愿者队"，累计服务200余人次，同年获得上海中医药大学志愿服务优秀团队荣誉，2023年获得第六届"上海医改十大创新举措"提名奖。

（3）搞好爱心传递：医院现有注册志愿者1500名，医院职工注册志愿者人数达90%以上，党员志愿者注册人数达100%，志愿服务总时长达10万多小时；组织志愿者服务活动80多次，近500人次；进社区进行新时代文明实践近50次，受众群体达1000多人次。积极开展帮老助残活动，深入社区、福利院为老人和残障人士进行义诊、体检和心理疏导。积极扶持助残事业，为200余人提供就业岗位，招录安置残疾人就业。优化就诊流程，安排专职志愿者，为来院就诊的残障人士提供便捷服务。持续救助无身份、无家属、无经济来源等"三无"人员，近三年共计救助和应急救治特殊患者100

余名。每年组织干部职工积极参与义务献血慈善事业，连续多年超额完成任务。2021—2023年无偿献血共计136人次，得到了市、区级专业部门的高度肯定，2021年医院荣获"上海市社区、企事业单位献血工作优秀集体"荣誉。

三、工作成效

（1）医疗质量显著提升：通过技术创新和精细化管理，医院在多项医疗技术上取得突破，诊疗水平明显提高，患者治愈率和满意度大幅提升。同时，医疗纠纷投诉率显著降低，医疗质量得到了社会各界的广泛认可。

（2）服务品质全面升级：文明服务示范品牌的创建，使医院的服务态度、服务质量和服务效率均得到显著改善。患者感受到的不仅是专业的医疗技术，更有温馨、贴心的服务体验，增强了医患之间的信任与和谐。

（3）品牌影响力持续增强：随着医疗质量和服务品质的双重提升，医院的品牌影响力不断扩大。吸引了更多患者前来就诊，同时也吸引了众多医疗同行前来交流学习，医院的知名度和美誉度显著提升。

（4）社会效益显著：通过积极参与社会公益活动，医院不仅为患者提供了优质的医疗服务，还为社会做出了积极贡献。同时，也提升了医院的社会责任感和公信力，为构建和谐社会贡献力量。

阅享同行，书香致远

——文化建设平台"海尔思"书友会

上海市静安区北站街道社区卫生服务中心

"最是书香能致远"——阅读是获取知识、启智增慧、培养道德的重要途径，学习也是《党章》中明确规定的一名共产党员的基本义务。阅读可以启迪思维，树立崇高理想，涵养浩然正气。在这一思想指导下，北站街道社区卫生服务中心秉承加强职工理论教育，丰富职工精神生活的宗旨，以党建引领，在中心领导班子的带领下，自 2019 年始，建立了文化建设平台"海尔思"书友会。通过几年的探索和发展，在中心形成了"爱读书、读好书、善读书"的浓厚文化建设氛围。

"海尔思"是"HEALTH"的谐音，也代表着一群带着理想的医护工作者在繁忙的社区卫生工作以外，用阅读开启精神生活的另一扇窗。我们在这里不拘泥于阅读的分享，还有诗和远方。书友会开展音乐欣赏、特色书店寻访、参观书展、心理讲座等活动，这些活动丰富了职工的精神生活，也在一定程度上缓解了工作压力。

内 容 做 法

一、专业为基，分享阅读

医学的特点是"有时去治愈，常常去帮助，总是去安慰"。书友会的开端始于对"叙事医学"的探索。《叙事医学：尊重疾病的故事》这本书让我们看到了另一种新的医疗模式。它有两个重要特点，一是主体的转变，病人参与其中，主角不再只是医生，还包括患者；二是治病不仅是身体上的，还有心理上的。最终达到尊重病人，医患一体，共同面对疾病的结局：医生和患者只有一个共同的敌人——疾病。我们在书的分享中运用文学分析的技巧倾听患者的故事，理解患者的痛苦，钦佩患者的勇气，用叙事能力开启医患互信的大门。我们以慢性病管理者为对象，围绕高血压、糖尿病、骨质疏松症、肿瘤等患者的访视、治疗、康复、健康指导等方面，撰写叙事故事并分享；运用叙事医学的理论指导慢性病管理者"讲故事"，培养叙事能力与共情能力，进一步提升以人为本的医学理念，治愈疾病更能抚慰人心。多年来，中心医护人员撰写的叙事故事多次获得上海市医学伦理学会征文活动一、二等奖。

二、参观寻访，阅读悦美

1. 结合每年的 4.23 "世界读书日"活动，书友会成员们会开展分享阅读活动：可以是记录阅读好书的所思所想所获，记录心灵感悟以及阅读的快乐和美好；也可以是推荐好书，分享读书的方法，把读书作为一种生活态度、一种精神追求。

2. 参观一年一度的上海书展是书友会成员的固定活动之一。打开"书的世界"，与书"相遇"，是我们每年的"温暖的约定"，也是书友会希望保存的一种"仪式感"。漫步书海，静下心来，沉醉于文字的温度与魅力，是对阅读和知识的最好尊重。

3. 上海特色书店承载着一代代人的书香记忆，它不仅仅是一家店，更是知识的汇集地和宝库。在书店里，即使不买书，只是在充满书香的环境中逗留一会，也能感受到其中的甘甜。带着这份美好的执念，书友会成员利用工作以外的业余时间，走上上海街头，寻访特色书店，找到属于他们心中的"最美书店"，并通过书友会活动推荐分享给其他成员，成为丰富业余时间和精神生活的良方。

三、专题学习，提升能力

1.邀请卜子书院副院长谢伦波主讲《曾国藩家书》之修身篇，通过分享曾国藩的修身养性、为人处世、交友识人、持家教子、治军从政之道，为我们今天的家庭关系、教育学习、事业发展等方方面面，提供可实践运用的借鉴与指导。曾国藩家训："唯天下之至诚能胜天下之至伪，唯天下之至拙能胜天下之至巧。"天道酬勤，勤能补拙，对于我们医务工作者来说，只要在自己的本职岗位上踏踏实实、勤奋努力地工作，终能在自己的岗位上发光发亮。

2.邀请樊登阅读讲师为书友会成员上了一堂《如何把书变成课》的专题讲座。讲师从"读懂讲课的书籍、安排课程结构、强化三大能力"三个方面，进行了讲解，同时告诉我们，在把书变成课的过程中，每一次分享都是给予，是价值更是成长。

文 化 内 涵

"海尔思"书友会为中心增添了浓厚的书香氛围，也为书友们营造了一个温馨、高雅的精神家园。它不仅仅是一个阅读群体，更是一个具有丰富文化价值的社群。

1.知识交流和价值分享。书友会激发了阅读兴趣，一群喜爱读书的人在这里聚会交流，互相探讨，分享心得，推动阅读推广。在这里，促进了书友会成员之间的知识传播和思想碰撞，共同分享的不仅是知识和思想，也是共同的兴趣和价值观。

2.交流互动和尊重包容。书友会搭建了职工的交流互动平台，增强了人际关系。在这里，鼓励不同观点的表达，增强了表达能力，也营造了尊重包容的开放氛围。

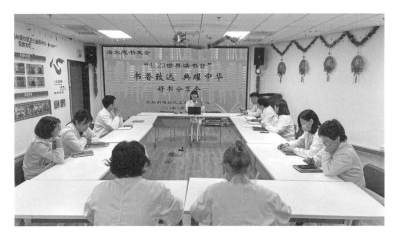

2024 年读书会活动，好书分享会

3. 丰富生活和提升自我。书友会不仅有专业学习，还有理想的分享。在这里，我们的生活增添了乐趣和丰富性，变得更加充实，精神世界也更加丰满。同时通过学习，通过自身的努力，我们也实现了能力和价值的提升。

亮 点 成 效

2023 年书友会成员撰写的《我想倾听你》的征文投稿被"学习强国"《我正在读的一本书》专栏录用；另有五位成员在上海市卫生健康系统举办的"新时代、新阅读"系列读书活动中分别获得"阅读上海"主题征文优胜奖和"我的枕边书"短视频优胜奖。

书海浩瀚，开卷有益，在日常学习中，"海尔思"书友会，提高了职工的知识水平、增加了职工之间的交流和互动，增强了中心文化氛围。阅读，可以实现职工自我素质的提升，重塑我们的心灵，照亮我们的人生。

"爱的港湾"，让生命归途更温暖

上海市金山区金山卫镇社区卫生服务中心

　　金山区金山卫镇社区卫生服务中心的安宁疗护病区专门收治晚期肿瘤及终末期病人。在人生的终站，病人更需要精心护理、心理援助和社会的关怀。金山卫镇社区卫生服务中心党支部通过锻造一支具有人文情怀的团队，耕耘安宁疗护近十年，在团队培育、特色护理、人文关怀方面积极探索，打造了一张响亮的"爱的港湾"名片，奏出了一曲优美的生命行歌。

团队培育凝聚暖心力量

　　中心注重团队培育，每年选送一批医护人员参加安宁疗护师资培训，先后培养了 6 名心理护理师，输送 67 次 180 人次深入安宁疗护领域的学习和探索，开拓学习临终关怀新技术，她们学习音乐疗法、中医知识、传统文化等，应用到临终关怀中，使安宁疗护的"身心灵社"不断提高成效。

　　团队成员以过硬的岗位技能，良好的职业素养，多次承担安宁疗护服务能力实训，为金山区各社区开设安宁疗护病房作示范，规范诊疗护理，探讨发展前景，共同深入推进安宁疗护事业。中心牵头 15 家医疗机构业务骨干耗时 3 年编写出版《安宁疗护管理服务流程》，进一步提升中心安宁疗护行业影响力。

　　志愿服务，爱在人间。"爱的港湾"志愿者团队最初只有 6 个人，随后辗转招募了理发师、心理咨询师、法律工作者、社会工作者、癌症康复者等多专业爱心人士，目前 221 人的志愿者团队在生活护理、心理陪伴，精神慰藉等方面与医护团队互补互助，在安宁疗护领域发挥了重要作用。

特色护理彰显医学温度

团队用心用情，以"五全五心"为服务理念，创新性地实施一系列举措，为患者和家属营造心灵归宿的家园、生命终点安宁停泊的港湾。延伸护理服务，开拓性应用临终关怀新技术，PICC 导管护理、伤口造口护理、中医穴位按压、音乐疗护、芳香呵护等技术，购置体位管理用材，如翻身滑毯、防压疮静态床垫、高分子凝胶体位垫等。凝胶垫有良好的柔软性和减震抗压性能，累计为卧床病人无偿使用 3560 次，无一例发生压疮。邀请安宁疗护专家定期来院开展人文查房，团队会根据患者和家属的不同需求给予陪伴、倾听、法律咨询等服务，召开家庭会议，帮助破冰关系、协调关键点。

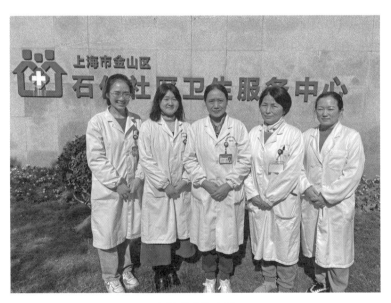

中医科团队合照

组建了"互联网＋护理"服务团队，进行上门评估，安宁护理，使得从病区回归家庭的患者及家属能得到连续性服务。志愿者团队用业余时间在 15

个村居为 1600 多名社区居民宣讲安宁疗护和中医相关知识，发放宣讲资料 12200 册，逐步提升社区居民对安宁疗护的认知度，感悟生命的价值。

人文关怀书写生命意义

以情说话，带情倾听，以影像、文字用心倾听、记录患者在生命终点最后的时光，让医护真正走进患者的世界，团队留下了《印象》《倾听》等文字记录，纸笔间留下的患者所想所愿，护理得失反思，生命价值的拷问都一一呈现。这是国内第一部安宁疗护现实主义题材话剧《生命行歌》素材的重要来源。作品《斯人已去，惟吾德馨》获得中国医学伦理学征文医患类故事一等奖，宣扬了志愿奉献的力量。"援助巴基斯坦的李奶奶""别党徽的夏爷爷""千金小姐王奶奶"等典型事例无不唤起我们对生命意义的发现，从而实现生命价值。

安宁疗护志愿者们先后为 57 位临终患者在安宁疗护病区度过人生最后一个生日。帮助 8 位患者实现生命的升华，完成遗体捐献。在有限的时间帮助完成财产公证。让一个个生命在逝去前后得到安宁。

团队用爱作伴、踏歌前行在安宁疗护领域，曾获全国学雷锋"四个 100"最佳志愿服务组织、2020 年度"中国人文品牌团队"、上海市工人先锋号等称号，团队负责人杨慧峰获"第七届全国道德模范提名奖""上海市先进工作者"，全国老龄系统先进个人。以"爱的港湾"原型改编的话剧《生命行歌》走上了北京国家大剧院的舞台。安宁疗护病区也获得了上海市委宣传部授牌的"上海市人文关怀心理疏导示范点"，并在喜迎党的十九大胜利召开期间进行风采展示。

"玫瑰相约"中医药文化品牌

上海市浦东新区中医医院

全面贯彻落实党的二十大精神和习近平文化思想，建设上海卫生文化新高地。几年来浦东新区中医医院医院党委始终坚持以建设新时期卫生健康文化为目标，不断传承健康文化精神，弘扬中医药文化，在切实提高服务质量和竞争能力等方面取得了显著成效。

一、党建与业务相融并进　文化赋能高质量发展

全院职工始终坚守医院"厚德、博爱、敬业、传承"的精神。坚持"以病人为中心"的服务理念。以中医药文化建设作为推进医院高质量发展的切入点，坚持党建引领、推崇人才、中医药聚能、传承、创新发展思路和方向，全面实现跨越式发展。党建引领启动"雄鹰计划人才管理""清源润医"的党风廉政建设、构建"南北一体两翼"总院、分院党建和业务相融并进，文化赋能助力发展格局、以建设"国内知名、引领浦东、有特色、高水平智能化综合性中医医院"为愿景，稳步全面推进医院建设。

二、玫瑰绽放医者情　薪火相传护健康

2015 年起医院逐步建立起深厚底蕴的"玫瑰相约"文化品牌。十年来医院党委以玫瑰为媒深入挖掘中医药文化、古典医籍记载。玫瑰是兼具观赏与

药用价值的植物，有活血散瘀、疏肝解郁等功效，用于治疗多种疾病。药理研究也证实了玫瑰的抗氧化、抗炎等保健作用，备受推崇。玫瑰花是优质药材，有柔肝醒胃、流气活血、宣通湿滞等功效。

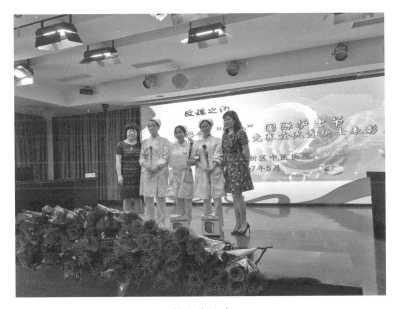

护士节活动

中医养生系列中应用玫瑰为起点，建设了线上线下相结合的传播平台，通过医院微信公众号多媒体手段普及玫瑰的文化价值和药用知识，举办玫瑰入药讲座、玫瑰药膳制作、玫瑰芳香疗法等活动；手工制作出逼真的玫瑰花朵分发给患者、家属及一线医务人员，加强职工的凝聚，提升了医院的文化氛围和职工的归属感；医院绿化地带建立种植了一片玫瑰园，为职工提供了一个休闲放松的场所，提升医院文化氛围；"5.12 爱传递、玫瑰之约"护士节、工会"大手牵小手"玫瑰相约等系列活动中，让职工在忙碌的工作之余感受到节日的温馨；增强职工的归属感和幸福感。

三、以人为本抓细节　健康快车送温暖

"玫瑰相约"是医院文化建设中的一个缩影,持续推动医院高质量发展。医院传统的中医药服务,每日在门诊大厅及食堂提供简便效显迎合四季及养生的中医小方汤饮;有特色的驱蚊香囊、助眠香囊等,中医非药物疗法体验、中医养肤、慢病管理等科普宣教等活动助力健康。优化服务环境,加强基础设施和人文环境的建设。坚持进一步优化就诊流程,推行"一站式"服务,实行床旁结算,完善"智慧医疗",实现"医学数据多跑路、患者少跑路";改善患者就医感受,打造有温度的医疗服务。从结合中医药服务特点,创新推出中医药健康快车"进百站　益万家"温暖中医医疗服务特色项目。将中医药健康服务深入机关、社区、学校、企事业单位等场所,以实际行动践行健康服务新理念。

四、党建引领促传承　"中药花语"创新路

中医药文化的创新发展中,跨界合作也是推动的关键。今年5月浦东新区中医医院党委与沪东中华造船集团有限公司、中国商飞签订健康文化战略合作协议,共同开拓中医药文化的现代化发展之路,也为"玫瑰相约"中医药文化品牌积极践行绿色发展开创了新思路、新理念。医院还将通过"玫瑰相约"开拓多种形式的文化交流活动,展现中医药文化的魅力。通过中医药文化节、中医药国际学术会议等活动,吸引国内外专家学者和公众对"玫瑰相约"文化品牌的关注与参与。

打造中医药文化,是继承和发展中华文化多样性和包容性的生动体现。这是一种文化自觉,更是一种文化自信。结合中国特色和健康文化,全面展示在新征程、新发展中浦东新区中医医院建设高质量发展,昂扬奋进的新跨越、新业绩、新风貌。

滨海之畔，济世之舟

上海市金山区石化社区卫生服务中心

上海市金山区石化社区卫生服务中心坐落于风景秀丽的滨海之畔。在医疗改革与健康中国战略的引领下，中心积极响应号召，深入挖掘中医传统医学的精髓，不断创新服务模式，成功塑造了"滨海之畔，济世之舟"的中医文化品牌，让中医文化深入人心，成为社区居民健康守护的重要力量。

一、老专家门诊：传承国粹，惠及民生

2023 年是上海中医药大学名老专家团队入驻石化社区卫生服务中心的第三十年，30 年的耕耘与奉献，不仅为当地居民带来高质量的中医诊疗服务，更将中医文化的种子深深植入这片土地。中医大的老专家门诊，采取一级医院普通门诊的挂号收费标准，坚持隔周一次的诊疗服务，30 年来累计服务超 3 万余人次，有效缓解了当地居民看病难、看病贵的问题。在老专家的悉心指导下，中心的中医师队伍不断成长壮大，理论创新、学术发展和技术进步均取得了显著成效，为中医科的可持续发展奠定了坚实的基础。

二、龙华医院脾胃病科联合门诊与脂肪肝专病门诊：专科医疗，特色鲜明

为进一步提升中医专科专病诊疗水平，依托上海市中医医联体，中心积

极与上海中医药大学附属龙华医院、复旦大学附属金山医院等优质医疗资源对接，设立了龙华医院脾胃病科联合门诊和脂肪肝专病门诊。

脂肪肝专病门诊紧密依托区内医联体单位复旦大学附属金山医院的专家资源联动协作，即病情复杂或需要进一步检查治疗的患者，能够及时转诊至上级医院；而对于病情稳定、需要长期管理的患者，则能够在社区接受专业的健康随访和指导，实现患者的双向转诊和无缝对接。

脾胃病科联合门诊则根据龙华医院的学科优势和专家资源，重点开展针对慢性胃炎、肠易激综合征等一系列常见脾胃病的诊疗服务，同时将特色服务运用到中医药特色示范社区卫生服务站运行，以造福更多居民，让社区居民在家门口就能享受到高质量的中医专家诊疗服务。同时，联合门诊建立完善的慢病管理体系，对慢性脾胃病患者进行长期跟踪和管理。通过龙华医院的专家下沉和中心中医科医师双聘的双向互动，良性循环促进了中医技术的传承与发展，极大增强了社区居民对中医文化的认同感和信任感，为中心中医文化品牌的塑造奠定了坚实的基础。

三、专家工作室与名中医工作室：人才培养，学术传承

为了更好地传承中医精髓，培养中医人才，中心于 2022 年成功建设龙华医院林江专家工作室，2023 年建设朱邦贤上海市名中医工作室基层工作站，两位教授总带教人次 100 余次，通过临床带教、学术讲座、病例讨论等多种形式为社区医师提供了宝贵的学习机会，促进了中医理论和技术的传承与发展，完善了中心中医人才梯队，提升了基层医疗服务水平。目前中心中医医师 6 名，其中副主任医师 3 人，主治医师 3 人。

四、品牌建设成效显著，社会影响力持续提升

自 2019 年以来，中医科团队成功申报并主持 8 项区级课题，目前 4 项区级课题正在进行中，发表论文 10 篇，其中核心期刊 1 篇，科普文章 2 篇；2

名医师结题区卫健系统《金山区中医师带徒项目》；多名医师获得区卫生健康系统第十、十一、十二周期优秀人才后备队项目；1名医师获得区卫生健康系统第五周期"优秀青年人才"培养；1名医师参加金山区卫生健康系统第12期中青年干部培训；1名医师获得区社区好中医称号。2023年团队成功建设上海市中医药特色示范山龙社区卫生服务站，2024年入选"上海中医药大学社区卫生服务中心"。

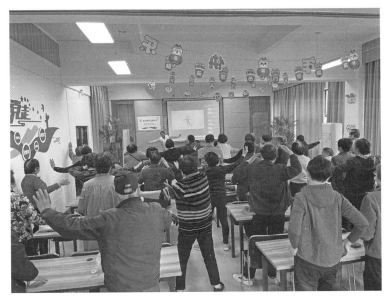

居民健康讲座照片

中心充分利用各种渠道和资源，积极开展中医药宣传活动。通过举办讲座、义诊、健康咨询等活动，向社区居民普及中医药知识，提高居民对中医药的认识和信任度。经过多年的努力与积累，中心的中医文化品牌已经初具规模，并取得了显著的成效，社会影响力持续提升。

未来，中心将继续秉承"滨海之畔，济世之舟"的品牌宗旨，不断创新服务模式、提升服务质量、扩大品牌影响力，为社区居民的健康保驾护航，为中医事业的繁荣发展贡献更多的力量。

创新实践中医文化品牌：曹 YOUNG·杏林荟

上海市普陀区曹杨街道社区卫生服务中心

案 例 背 景

中医药作为中华优秀传统文化的瑰宝，历来深受推崇，习近平总书记在多次讲话中亦着重强调了其发展的重要性。为响应《上海市基层中医药服务能力提升实施方案（2023—2025）》中"让社区成为中医药服务主阵地"的目标，根据 2024 年上海市中医药工作重点任务"进一步提升社区卫生服务中心在治未病文化传播方面的能力"的要求，中心依托中医科近十年来在"草本养生系列产品"研发领域的经验积累，着力打造"曹 YOUNG·本草味"文明建设品牌。

主 要 做 法

一、守"承"，创新增质

中医科是中心传统优势科室，始终秉持传承与创新并重的理念，努力发扬中医药"简便廉验效"的特点，在传统中医适宜技术基础上，根据辖区居民需求不断改进创新。2012 年，中医科针对糖尿病患者研制的活血通络方被评为上海市基层中医药适宜技术的推广项目，2021 年又被评为上海市社区中医特色诊疗服务品牌。近年来中心积极推动中医药健康养生文化传播，以名中医工作室和专病联盟建设为依托，引入市、区级中医专家定期坐诊带教，成功获得上海市中医特色专病专科（社区）能力建设项目立项，开展"中医内分泌专科"建设。

二、深"挖"，多维拓展

1. **打造"一步一学"的中医文化科普长廊**。利用三楼电梯口空间，种植中医药材、摆设中医文创产品、开设中医药互动体验区等，将其与原有中医科普走廊、中医足疗室串联起来，形成曹杨的中医网红打卡点，增强知识性、实践性和趣味性为一体的科普教育功能，让中医药知识和文化"活"起来。

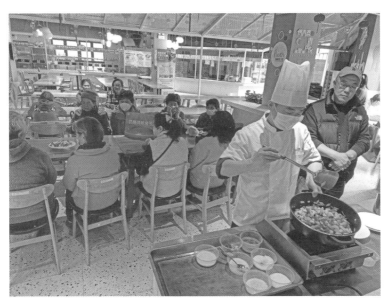

将"曹YOUNG·本草味"健康膳食送入食堂传播中医药文化

2. **拓宽服务人群覆盖面**。依托中心"121曹医"党建品牌的坚实基础，以中医药融入功能社区为重要抓手，将企业、园区、社区、学校作为实践阵地，面向老年人、青少年、在职人群的不同需求，精心打造"曹

YOUNG·中医学堂"系列精品课程。采用"菜单"式授课模式，结合互动性学习与沉浸式体验等多种学习方式，激发大家的学习热情，确保每位学习者都能针对性地收获知识。

3. 打破传统，将中医药文化融入生活。中心中医科以药食同源理念为基础，精心定制打造"曹 YOUNG·本草味"养生膳食系列。结合中医学中四季气候的特性及养生要点，巧妙选用生活中常见的食材，精心搭配出一系列四季本草养生膳食和养生饮品食谱。让人们在日常的饮食中就能深刻感受到中医药文化的博大精深与独特魅力。

三、联"动"，走近做实

1. 利用现有环境和人员优势，积极推广中医文化。组建中医科普宣传员队伍，致力于实施多元化、全方位、全覆盖的宣传策略。通过拍摄科普视频和下社区义诊、中医科普讲座等形式，让更多居民了解并受益于中医智慧。

2. 拓展治未病中医药文化传播新途径。积极宣传中医文化及中心特色适宜技术，向各类媒体平台投稿。同时，在曹杨新村街道牵线搭桥下，中心与武宁·社区长者食堂联手，将"曹 YOUNG·本草味"系列中医养生膳食菜谱变为一道道美味与健康兼具的佳肴端上居民的餐桌，搭配现场张贴的科普海报，让中医养生变得可观可感，更让中医药文化的传承发展有了更生动的载体。

主 要 成 效

一、提升公众对中医药文化的认识度

打破传统观念，让中医不再仅仅局限于医学治病。通过多种方式让中医药文化的魅力充分展现，切实增强公众的健康意识和养生理念，让中医药文化成为一种具有社会认同感的文化符号，代表着健康、养生和智慧的生活方式。

二、拓宽中医药文化的传播渠道和载体

通过区域化合作、阵地打造、推广中医养生膳食进食堂等举措，为中医药文化的传承和发展提供更加生动、实用的平台。今年中心已开展中医药文化相关课程活动近 50 场，发布相关推送 40 余条，并积极向各大平台投稿，其中"曹 YOUNG・本草味"系列膳食饮品推送被"学习强国"学习平台相继报道，最高阅读量十万余次。

砥砺初心，致远万里
中心打造"两房两厅·党建阵地"

上海市普陀区万里街道社区卫生服务中心

为全面贯彻落实党的二十大精神，牢记习近平总书记对上海党的建设的谆谆嘱托，中心紧紧围绕普陀区"党建工作聚力年"的目标任务，用活党建引领"一根针"，串起多元主体"千根线"，不断增强中心党组织凝聚力、向心力、战斗力。在区卫生健康工作党委"健康普陀365"战略的引领下，中心党支部以打造党建文化阵地为抓手，致力"第一眼"内涵、关注"细微处"活力、提升"家体验"温度，将党建文化建设融入职工的方方面面，打造颜值与实力兼具的"两房两厅·党建阵地"。

一、走心又走"形"，打造沉浸体验"新载体"

习近平总书记曾多次提到的"家"的概念，中心党支部以此为启发，对五楼中庭进行了全面改造升级，将党建阵地融入"两房两厅"家的概念（两房即习书房、廉心房，两厅即能量厅、流量厅），对整体空间进行布局划分，打破了场地限制，融合了"展示、教育、学习、会议、体验、活动、共建"等多重功能，打造出集功能性及视觉效果为一体的文化空间，成为全体职工的温馨港湾，让他们在工作之余拥有休闲、放松、锻炼、学习的好去处。

在空间布局上，我们想要做到既有整体分类，也有局部设计，把党建工作有机整合融入，因地制宜地打造富有中心特色的党建新阵地；在表现形式上，既要有主题展示，也要有职工参与，充分展现中心的新活力和新面貌；在内容做法上，既有理论学习，也有岗位实践，通过"学思践"结合，让党建工作有温度，有热度，更有"力度"。

二、用心、精心、贴心，开创党建阵地"新玩法"

在"习书房"，不仅有习近平总书记治国理政的各类著作，职工们可自行取阅，还有总书记多年前恭贺父亲米寿的一封家书，浓烈的"家国情怀"溢满字里行间。"廉心房"则集中展示了党的十八大以来全面从严治党大事记，将廉洁教育融入日常教育、中心文化，职工们可扫描二维码云端学习，固正气、树清风、推进"风腐一体"教育。

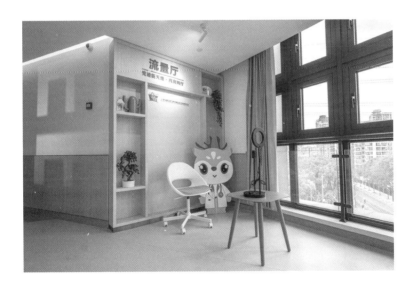

在能量厅，我们积蓄能量、散发能量、汲取能量。通过精心打造的"多功能"职工风采墙，呈现了中心启用以来各种大事记、党建工作和主题活动，全方位展示了"万里医家"们的风采，让全体职工都能参与进来，有精神认同和情感投入；除了线下展示以外，还安装了"云端智慧"互动触摸屏供职工们线上学习。触摸屏开通了领导关怀、宣传视频、中心荣誉、媒体报

道及学习频道五个频道，职工通过点击自己感兴趣的频道即可一键了解相关内容。此外，还可外接智能设备，供职工深入开展各类学习、业务培训的讨论、交流，通过线上线下相结合的方式大大丰富了互动性、灵活性与多样性，给大家带来了一场与众不同、充满趣味的学习之旅。

在这个流量为王的时代，为进一步扩容传播渠道、升级宣传手段，牢牢把握意识形态工作领导权、话语权和主动权，中心打造了全新试点的"流量厅"，通过统一的空间、背景、标识打造标准化的制作流程，为职工搭建科普视频创作平台，提升中心广大职工传播健康知识、讲好科普故事的能力，为辖区居民送去便捷、专业的医疗知识和观念，进一步提升中心的知名度和影响力。

三、凝聚发展"向心力"，共绘文化"新蓝图"

医院文化，是医院发展的灵魂和软实力。中心充分发挥文化凝聚人心、教育引导作用，结合职工们的实际需求，紧紧围绕医院文化、红色文化、职工文化等体系建设，以凝聚人心、汇聚力量为抓手，以强内涵、提质量、创品牌、育特色为目标，加强医院文化建设，擦亮"万里文化名片"。"两房两厅·党建阵地"自创建以来不断升级和完善各项功能，目前已融合了职工书屋、健身驿站、工间休息室、心理疏导驿站、爱心妈咪小屋、儿童体验区等功能，进一步增强职工获得感、幸福感，积极营造内涵丰富的医院文化氛围。

三年来，在区卫健委"健康365 普陀很靠谱"精神引领下，中心始终秉持"扎根社区 服务居民"的工作理念，积极践行"医路靠谱 万里同行"的服务承诺，充分发挥了健康"守门人"的作用。未来，中心将持续优化升级党建阵地，进一步增强红色阵地的教育性、互动性和服务性，通过党建引领、文化聚力，不断增强"万里医家"为民服务内生动力，推动中心高质量内涵式发展。

同心 "谱" · 人民 "行"

——"六融合" 助力医院文化建设

上海市普陀区人民医院

上海市普陀区人民医院打造《同心 "谱" · 人民 "行"》品牌，将文化建设与思想建设、服务建设、品牌建设、学科建设、廉政建设、职工文化建设相融合。整合了一批 "红色地标"，开设《党员初心课堂》，打造样板支部凝聚党建引领力；以《名家课堂》《道德讲堂》为载体，提升医院文化影响力；打造《医科融合·智享健康》《"民" 医力量》医疗服务品牌，提升惠民服务能级……通过 "六融合" 形成了砥砺前行、锐力进取的医院文化氛围，引导和激励职工共同谱写医院高质量发展新篇章。

一、思想融合，提升党建引领力

医院以习近平新时代中国特色社会主义思想为指导，以党建为引领，将社会主义核心价值观与医院愿景有机融合，通过巩固传统阵地、打造现代阵地、拓展网络阵地，多措并举，营造浓厚的精神文化建设氛围。因地制宜地整合红色地标，将一地（党性教育基地）、一室（党员活动室）、一廊（初心长廊）、一墙（支部标准化建设墙）、一站（心驿站）串联成线，形成红色文化风景线。开展《党员初心课堂》，让党员重温并检视初心，实现初心课堂的 "补钙" 作用。依托微信公众号开设 "微党课" 栏目，围绕主题教育、党纪学习教育等专题教育，推动全院党员干部以学铸魂。同时，院党委积极打造"样板支部",形成可复制可推广的样板文化。聚焦支部特色与街道、科协、企业等党建联建,打造行业党建文化,扩大党建"朋友圈",拓宽医疗"服务圈"。

二、品牌融合,提升文化影响力

医院坚持传承与创新,在建院 90 周年之际,拍摄宣传片《走近走进》,设计院徽院标。坚持文化育人,用好《名家课堂》《道德讲堂》等载体,《名家课堂》先后获得市卫生系统文化品牌项目和区"终身学习新品牌项目"奖。用活党性教育基地,抓好于井子、杜洪灵劳模创新工作室。坚持典型引领,在全国劳模于井子引领下,医院劳模工匠辈出,急诊医学科获得市工人先锋号,两位主任获得普陀工匠等殊荣。医院搭建平台,让更多青年追逐光,成为光,举办"微光成炬"十大励志青年评选活动,发布《医务青年青春志》;组织开展"纺一最美评选"、职业技能竞赛、医德医风先进班组评选等,不断弘扬高尚医德医风,引导职工树立正确的价值观,激发向上、向善、向发展的正能量。

三、民生融合,提升医疗服务力

医院积极响应国家卫健委"改善医疗服务行动计划",推出"十大便民举措"。以四季为时间轴,深推"四季之约 – 健康科普送万家"健康义诊项目。以医护为班底,建立"四季科普荟"科普队伍;开设"'医'起 SHOW"健康科普栏目。以关爱特殊群体为抓手,升级红十字服务站;打造"助聋门诊"志愿服务项目,该项目获上海市"扶残助残先进集体";成立肾内科医学叙事坊,出版"'肾'爱无忧,生命赋能"医学叙事绘本。以提升民生服务力为目标,整合资源,技术下沉,通过"医院 – 社区 – 街道"联动服务模式,打造"全专结合"医疗服务体系。聚焦区"中华武数"科创品牌建设,打响《医科融合·智享健康》《"民"医力量》等一批具有影响力的医疗服务品牌，让"民"医健康公益行进科研院所、进企业，进园区。

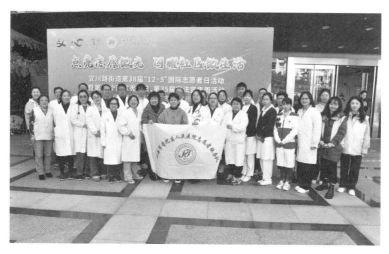

四季之约大型义诊

四、学科融合，提升发展创新力

医院聚焦学科建设年，以对标三级医院标准，提升同济大学附属医院内涵建设为抓手，全方位开展学科评估，积极申报市重点学科，推动学科、人才、技术、教育、科研创新发展。重点扶持、培育康复学科、外科（临床营养）等学科，通过学科系统化建设、专业化评估，不断提升医疗技术创新，推动医疗服务能级提升。聚焦普陀区康复医院建设及"一院两区"布局，开展《深化紧密型专科医联体党建创新的落实机制研究——以普陀区康联体为例》课题研究，该课题获上海市卫生健康系统党建课题重点立项，推动社区康复能力提升。

五、机制融合，提升倡廉作用力

医院坚持全面从严治党，纵深推进党风廉政建设，开展廉政文化建设，紧盯关键少数、重点岗位，结合"纠正医药购销领域和医疗服务中不正之风"专项治理工作，建立加强"四责协同"机制建设任务清单、纪审联动横向联合监督任务清单，主动跨前开展自查自纠自改。聚焦行风建设，强化正风肃纪，建立"纪检队伍三级工作链建设任务清单"，充分发挥监督在基层治理中的作用，从源头上加强廉洁风险防控。打好"党建领航筑廉魂、党性教育强廉堤、深化作风塑廉行、尊法严纪守廉线、厚植文化润廉心"五位一体组合拳。

六、行动融合，提升职工向心力

医院建立健全关心关爱医务人员长效机制，实施关爱职工"八大举措"，提升全院职工价值认同、情感认同。开设"书记有约"倾听心声面对面；推出《智享工会 2.0》，提升网上工会功能，服务职工零距离。丰富职工生活，举办职工文化艺术节、职工运动会、春节联欢会等活动。建立"悦读"书社；组建"人民好声音"合唱团；组织"医二代"职业体验；开展职工心理解压等活动，不断增加职工的凝聚力和向心力，提升获得感和归属感。

文化建设非一时之功，在实践和探索的过程中，普陀区人民医院通过"六融合"持续推动医院文化建设，凝聚"同心力"，共绘"同心圆"，奏响"同心曲"，构建起了全面系统、特色鲜明、行之有效的医院文化生命体，使职工满意度、患者满意度、社会满意度持续提升，打造靠谱人民好医院，同心谱写高质量发展新篇章。

塑造"泗家人"品牌，共筑温馨"家"文化

上海市松江区泗泾医院

"泗家人"，名字就透着亲切和温暖，恰似那"家人"的贴心，更是那"家人"的守候。这一源自上海市松江区泗泾医院的医院文化品牌，自2019年初诞生以来，便如同一股暖流，温暖着每一位与之相遇的人。"泗家人'似家人'就是家人"，它不仅承载着医院对"家"文化的深刻理解与践行，更是泗泾医院全体职工心手相连、共同铸就的精神家园。

社团汇聚，激发无限活力

在医院工会的精心策划与职工们的热情参与下，基于共同的兴趣与爱好，18个丰富多彩的"泗家人"社团应运而生，活力四射的"泗家人"跑团、书香满溢的"泗家人"书友社、特色鲜明的"泗家人"徒步队、泗有青年说、"泗家人"天地等等，通过常态化开展"青春奔跑不息，医路热辣向前"五一健康跑、"悦读·青春"医师节读书活动、"走进自然，体验绿水青山"团建活动等，职工参与率90%以上，不仅丰富了医务职工的业余生活，更在无形中增强了团队的凝聚力与向心力，形成了兄弟姐妹亲如一家的家文化，让"泗家人"这个大家庭更加紧密和谐。

公益前行，传递温暖力量

"泗家人"下设8个公益子项目，八大公益子项目如同八颗璀璨的明珠，照亮了公益服务的道路。（1）导医助医项目，汇聚了院内外的志愿者力量，为门急诊病人提供细致入微的导诊助医服务，累计服务时长超过十万小时。（2）"泗家人"科普官，通过多样化的形式，将健康知识送入千家万户，从松江区首个临床药师工作站起步，逐步扩展至12个好医生工作站、6个美小护科普教育基地等，累计开展200余场次的科普活动，受益群众近万人，成为泗泾地区健康科普新标杆。（3）"泗家人"爱心暑托班，解决了职工的后顾之忧，让爱与关怀延续至每一个假期，温暖并呵护着每一位"医二代"的心灵。（4）"肾命守护"天使肾友会，为尿毒症患者搭建交流的平台，共有近千人次参加，在与死神抗争的日子里，病友的相伴、医护人员的守护，传递生命的希望与力量。（5）"荷糖阅社"糖尿病小屋，每月举办专题活动，专家的指导与医护人员的陪伴，让糖友们的生活更加健康。（6）"泗

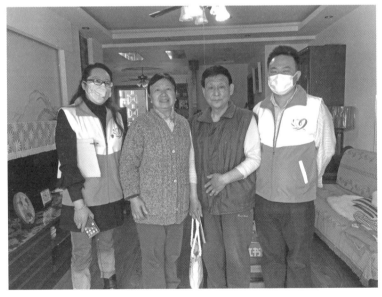

"泗家人"公益项目"夕阳也温暖"的志愿者上门走访慰问失独老人

家人"公益微店，倡导"断、舍、离"的生活理念，实现了物品的再利用和爱心的流动，已累计收取公益基金近万元，全部用于公益活动。（7）绽放的格桑花，通过援藏干部结对西藏定日县第二中学，共捐赠了价值两万余元的学习、体育用品，跨越千山万水，将关爱送达西藏的孩子们。（8）夕阳也温暖——失独、独居老人关爱项目，由 30 多位医务志愿者长期结对 9 位失独、独居老人，开通 24 小时健康服务热线，近千人次上门慰问老人，百余人次陪伴老人全程就医，用实际行动温暖了失独、独居老人的心田。八个公益项目如同一盏盏明灯，照亮了公益之路，也让"泗家人"的品牌更加深入人心。

党建引领，共筑发展联盟

"泗家人"党建联盟，作为连接医院与社会各界的桥梁，与分布在泗泾地区的医院、学校、政府机关、两新组织、居委会等不同领域的党组织，通过每季度一次联盟例会、合作开展专题党课、读书会等党建活动，共享党建资源，推动交叉创新。党建联盟单位数量从最初的 13 家到如今的 17 家，秉持"扩大党建朋友圈，共建百姓幸福圈"的理念，不断壮大联盟队伍，社会影响力、美誉度也日益增强。同时，依托与上海第九人民医院，松江区中心医院，洞泾、泗泾、佘山等 4 家镇社区卫生服务中心共同结成"泗家人"医联体党建联盟，以多样化的活动形式、深度化的合作模式，在组织共建、服务共促、人才共育、行风共肃和文化共兴等多个关键领域持续发力。泗泾医院在"泗家人"党建联盟的加持下，顺利晋升二级甲等综合性医院和区域医疗中心，医疗、科研、管理都有了长足的进步，病人满意度职工满意度测评连续数年位居全区前列。

"泗家人"品牌以其独特的魅力和深厚的内涵，成为了泗泾医院、泗泾镇乃至松江地区一张亮丽的名片。它不仅展现了医院对"家"文化的执着追求与深刻理解，更以实际行动诠释了公益与责任的深刻内涵。在未来的日子里，"泗家人"将继续携手前行，书写更多温馨感人的新篇章。

打浦"驿心"人文九品　焕新发展内生活力

上海市黄浦区打浦桥街道社区卫生服务中心

中心以党建引领、文化赋能，打造打浦"驿心"人文九品，包括驿心大道、驿心会客室、驿心音乐岛、艺术长廊、打浦驿心、心灵驿站、驿心概念空间、驿心温度榜单和驿心四季园，使人文关怀与医疗服务融为一体，以"建设全中国最有温度的社区医院"为愿景，形成向上向善的精神风貌，焕新发展内生活力，助推社区医院高质量发展。

服务品牌，传递健康理念

打浦"驿心"人文九品历经一次次灵感孵化，不断创新突破，成为中心核心文化品牌。目力所及，皆是温暖！音乐、书画、人文、温度……浸润着我们的心灵，传递着健康的理念。该品牌荣获 2024 年黄浦区卫生健康系统"医"心"医"意服务品牌"十大优秀项目"。

在"驿心音乐岛"，独具打浦特色的音乐疗愈拉近医患间距离。孔祥东音乐分享会、跨年午间音乐会、"音乐疗愈之旅"音乐会、"打浦之声"露台音乐会等 20 余场活动，将音乐融汇到全程医疗服务中，让打浦温度持续升温。"驿心会客室"门诊大厅一角可供整理药品和小憩的"小客厅"，放慢脚步、感受生活，在"家"也能氛围感满满，形成可复制可推广暖心举措。贯穿整个驿心九品的"研学之旅"活动，根据不同孩子的成长特点，量身打造了 10 余场集知识性、趣味性、实践性于一体的暑期研学体验，沉浸式打卡

"医"路与爱"童"行，让孩子们在学习健康知识的同时，感受到医学人文关怀的温度。"驿心温度榜单"讲好打浦的故事、传递黄浦"医"声，用文字和图片的力量，感受医患之间真诚、温暖的情谊，诠释医患关系双向奔赴的美好。

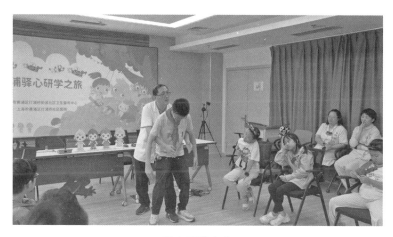

驿心研学之旅

成果效应，汇聚多元力量

医院人文建设似"润物细无声"悄然浸润着医院管理的各个环节，以党建引领促发展，化"无形为有形"力量，将人文关怀理念贯穿于医疗服务的始终，用人文之光照亮医疗之路。

引领发展。中心医疗业务持续增长，取得多项国家级及市级荣誉，成为上海市首家挂牌"社区医院"的社区卫生服务中心、全国首家纳入普惠型商保的社区医院，中心主任金迎荣获上海市质量金奖（先进质量管理成果），为引领基层卫生高质量发展做出积极贡献。

凝聚力量。结合"一支部一件实事"，把脉问诊听民意，从去年11月开始，开设"887365"社区午间延时门诊和夜门诊，以满足不同群体的错峰就医需求，确保医疗服务"不打烊"，赢得了居民和白领的广泛赞誉。

塑造品牌。全方位、多维度为职工搭建成长成才、实现价值的平台，增强职工归属感和认同感；融合医疗业务和健康科普内涵，构建了全院全员参与的健康科普组织管理体系，营造百花齐放、百家争鸣的健康科普氛围，联动"大咖"下沉，打造科普品牌"联名款"，蝉联 2 届上海健康科普影响力指数社区卫生第一。

医学的最大价值不只是治愈疾病，更是通过人文关怀给予患者温暖、安慰和帮助。"打浦驿心人文九品"将医院文化贯穿医疗业务，为居民创造有品质有尊严的健康生活。

打造"新"特色，培育"嘉"文化

　　——上海市嘉定区江桥医院创新文化内涵，铸就高质量发展文化品牌

上海市嘉定区江桥医院

　　上海市嘉定区江桥医院启用于 2020 年 8 月，是嘉定区人民政府和上海市第一人民医院携手合作，立足于满足嘉定及虹桥大板块人民群众日益增长的健康需求的惠民实事工程，承载着地方 30 余万百姓的心愿。医院发展起点高、起步快，四年来先后建设区疾病诊治中心 5 个、区重点学专科 7 个，陆续下沉市级知名专家二十余位。医院现有临床医技科室 27 个、住院病区 10 个，设有 ICU、血透室、手术室、内镜中心等，实际可用床位达 500 余张。

　　建院以来，医院一手抓医疗质量，为周边居民提供优质、便捷、高效的医疗卫生服务，极大地缓解了"嘉定南、虹桥北"地区群众的健康需求；一手抓医院文化建设，深入学习贯彻党的二十届三中全会和习近平总书记考察上海重要讲话精神，紧紧围绕上海建设习近平文化思想最佳实践地的目标任务，充分凸显新医院、新环境、新群体的新特色，担当新使命，建设新成就，标新文化内涵、焕新文化活力、创新文化驱动力，为医院高质量可持续发展汇聚"向上　向善"力量。建院四年来，医院职工斩获市级以上荣誉七十余项，区级以上荣誉一百二十余项。

　　医院始终围绕"新"特色，打造"嘉"文化，扎根嘉定，让大牌专家下沉我"嘉"，医疗新技术落地我"嘉"。

海纳八方精粹，打造"新"医院"嘉"文化

江桥医院作为一个刚满"四岁"的年轻医院，是上海国际大都市"海纳百川"特色的典型缩影。医院六百余职工来自祖国大江南北、五湖四海，全国 26 个地区汇聚而来的职工群体凝聚成"崭新的江医人"。不同地域瑰丽多彩的文化元素汇入，充实丰富了医院文化品牌内涵，吸纳、凝聚、孕育出医院多元包容、精彩纷呈、热烈活力的"新"文化特色。

建院之初在全院职工中征集院训、愿景、核心价值观两百余条，最终确立了"公溥嘉人 济世定诚"的院训、"专业 至臻 创新 仁爱"的核心价值观和"建设成为具有较强影响力的区域医疗中心和辐射力的现代化医院"的医院愿景，并号召全院职工以行动共同践行。医院党政工团合力推进医院文化建设，围绕党建、医疗、精神、服务、科教、管理、学习、志愿打造"八大文化品牌"，在公立医院高质量文化引领下，医院各项事业又好又快发展。在这里诞生了嘉定区医疗机构第一个国家级自然基金项目，落地了第一个嘉定区本土博士生导师（上海交大医学院），创建成功嘉定区第一个外籍院士工作站，开展了一大批填补区域空白的医疗新技术……真正实现了让优质医疗技术造福一方百姓。

引入甘泉活水，专家、技术在我"嘉"

江桥医院医院建设之初即由上海市第一人民医院托管，在此基础上，2021 年 7 月嘉定区第一个紧密型医联体"市一－嘉定"紧密型医联体正式签约成立。作为嘉定第一个紧密型医联体，也是在区域内的第一次"试点"，"新"模式建设"新"成果：推动了"三个下沉"，让上海市第一人民医院的优势专病专科下沉、管理文化品牌下沉、嘉定南部地区市民就医下沉；达到"三个提升"，提升辖区健康服务能力、提升辖区居民健康水平、提升紧密型医联体管理效率。

四年来，市一医院先后派出管理、临床带头人三十余人常驻江桥医院，为医院快速发展注入强大的动力；派驻博导、专家二十余人在江桥医院开诊、手术，引入医疗新技术落地，让三级医院大牌专家下沉到郊区、健康"送上门"，让周边百姓在"嘉"门口就能看到"大专家"，让医院各学科"背靠大树茁壮成长"，为医院发展和嘉定百姓健康引入甘泉活水。

汇聚青春力量，医务青年服务"嘉"

江桥医院是一个特别"年轻"的医院，院龄年轻，职工群体也年轻，截止目前，医院职工平均年龄 32.9 岁,28 岁以下青年占比达到四分之一，青春、活力、干劲儿十足成为医院文化的鲜明特色。

面对年轻、活跃、高学历的职工群体，医院充分重视青年发展，注重发挥青年力量，坚持"带好路、搭好台、扶上马、送一程"，制定《上海市嘉定区江桥医院 2021—2025 年人才发展规划纲要》《各类人才计划实施细则及各类人才项目管理办法》和《医院优秀青年后备干部选拔培养方案》等规划和制度，用优势政策汇聚青年人才，搭建双创平台合理育才、用才，让有志向的青年人才扎根江桥医院，让有梦想的年轻学子成才在江桥医院，让有活力的医务青年服务嘉定卫生发展。

医院启用四年来，医院青年斩获国自然青年项目 3 项，2 名青年在"创青春"首届全国卫生健康行业青年创新大赛中获优秀奖，并入选上海市"启明星项目（杨帆专项)、上海交通大学"交大之星"计划医工交叉研究基金项目等多个人才项目，获评上海市卫生健康行业优秀团干部等多个青年荣誉，挂牌上海市青年文明号两个，多位青年成为区卫生优秀人才培养对象、系统后备干部培养对象，青年主持、参与在研科研项目 60 项，在研经费逾千万，让青春力量尽情绽放嘉定热土。

践行使命担当，凝心共筑健康"嘉"

在大力推进医院医疗业务和文化建设发展的同时，医院始终牢记公立医院使命担当，让优质医疗资源辐射嘉定，并通过多频共振，大力推进医学健康科普事业发展，培育健康科普志愿文化，实现健康辐射力螺旋提升，助力健康嘉定建设。

四年来，医院充分发挥好医联体建设"1+1+1"中间"1"的桥梁枢纽作用，在健康科普事业中发挥中坚力量，坚持科技创新与科学普及"两翼齐飞"，探索研究健康科普供给侧改革，形成了医联体内健康科普传播新格局。充分发挥党建引领，依托"市一－嘉定"紧密型医联体、医联党建圈、党建共建单位影响力，以"党建引领、科技特色、资源融合、群众喜爱"为目标，在各类健康筛查、"一老一少"视力健康守护、"融媒体＋健康科普"推广、健康"五进"等多个维度实现送医上门、助力健康。培育"义诊直播间""专家健康说""漫话骨健康"等一批叫得响的特色科普品牌，让权威健康科普知识通过基层医院实现受众分层、精准投送，接地气、有温度。

医院健康科普覆盖率立足上海市嘉定区、大虹桥核心区，辐射泛长三角地区，为提升公众健康素养、促进健康教育做出积极探索。充分践行公立医院使命担当，凝心共筑健康"嘉"。

"党建＋EAP"打造员工关爱"心"闻坊

上海市奉贤区南桥镇社区卫生服务中心

【案例背景】

为全面贯彻落实党的二十大精神和习近平文化思想，传播卫生健康文化理念，建设社区卫生健康文化新高地，南桥镇社区卫生服务中心（以下简称中心）围绕"党建引领、心理关怀、动能激发"的整体思路，通过"党建＋EAP"的有效融合，构建 EAP（员工帮助计划）项目体系，真正帮助员工减缓心理和工作压力，实现患者服务体验提升、员工幸福指数提升的双赢目标，进而实现社区卫生服务中心高质量发展。

【实施内容】

1. "1+4+4+7"文化理念

中心形成以"雁文化"为核心，培育"4大精神"，即厚德至善的人文精神、精诚协作的团队精神、勇于探索的创新精神、爱岗敬业的奉献精神；发挥"4轮驱动"，即党建融合度、工团凝聚度、职工幸福度、社会满意度为核心任务；通过"党建引领、双向沟通、营造环境、质量责任、品牌发展、风险意识、绩效管理"7个维度支撑，落地兼容并蓄的文化体系，形成"头雁"领航，"雁阵"齐飞，驱动社会责任和服务效能，最终实现 1+1>2 社会效能最大化。

2. "党建＋EAP"心闻坊

（1）聚焦精度，建立人文关怀心理沟通体系

健全组织机制，确保取得实效。由党支部统一部署，探索"党建＋人文关怀"的有效融合，形成党政工团齐抓共管的员工帮助、关爱体系，精准帮扶，层层压实工作责任，增强员工向心力、凝聚力，推动员工和医院共奋进、同成长。畅通各种沟通渠道，通过谈心谈话、悦时光下午茶等，建立完善职工诉求表达机制，及时掌握员工思想情况，有针对性地做好思想政治工作，通过调适员工的心理压力，使其以开阔的心态和良好的精神风貌去服务社会。

（2）聚焦温度，建立人文关怀心理保障体系

落实关爱措施，舒缓职业压力。通过中秋联谊会、趣味运动会等形式，加强人文关怀。依托党建人文关怀项目研究，以问卷调查、关键人物访谈等形式，进行工作压力等调查分析，了解中心员工心理存在的突出问题及原因，试点开展员工帮助计划，采用分级分层人文关怀心理服务，将临床医生、临床护理等岗位的医务人员列为心理干预重点人群，开展针对性服务。开设区内首家社区心身专病门诊，为员工提供心理评估、疏导和心身诊治；聘请心理咨询专家，开展团体OH卡等心理减压讲座，为有需要的医务人员开展一对一心理疏导。开展巴林特小组活动，让医务人员理解患者的情绪及行为；聘请华山医院EAP专家线上带领，开展为期四周的正念职业减压课程，有效缓解职业压力。

（3）聚焦宽度，建立人文关怀心理宣传体系

宣传先进典型，弘扬崇高职业精神。通过身边的温度、行走的健康吧——愈见·南医、"幸会＋1"、红杉课堂等专栏，选树先进典型，引导正确舆论导向，激发医务人员的责任感、使命感。争创"青年文明号""巾帼文明岗"，开展最美服务窗口等评选，营造岗位争先进、业务争一流、个人争优秀的浓厚氛围。

（4）聚焦亮度，建立人文关怀心理激励体系

加大激励措施，落实绩效倾斜。充分发挥绩效杠杆作用，对医德高尚、医技精湛的员工，积极申报贤城名中医、十佳家庭医生等，并优先推荐职称晋升、选派至上级单位跟班学习、挂职锻炼、纳入党员发展对象等。不断增强员工获得感、幸福感、归属感，为社区卫生服务中心高质量发展新文化建设提供"心"活力。

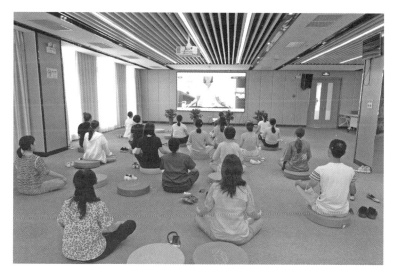

EAP 专家线上带领，开展为期四周的正念职业减压课程

【推广价值】

将党建工作的"政治文化"与 EAP 模式的"柔性关怀"相结合，探索"党建＋EAP"相融并进的有效途径，分享经验、可推广至各级医疗机构。

中心通过党建＋EAP 融合，围绕"服务为本、臻于至善"宗旨，以"厚德惟新、奉德敬贤"价值观为核心，实现社区卫生服务一体化、整合式、精细化服务。职工的归属感和凝聚力进一步增强，满意度也从 93.2% 增加到 98.4%。参加正念减压团体的医务人员压力知觉患病率从 38.1% 下降到 23.8%，焦虑患病率从 57.1% 下降到 33.3%，从而提升满意度及归属感。引导医务人员将人文关怀贯穿医疗服务全过程，患者满意度持续提升。根据近几

年市公立医疗机构病人满意度调查结果显示，中心门诊患者的总体满意率居全市社区卫生中心前列。通过激发党建活力，充分调动党员群众的工作能动性，形成有温度的社区党建特色品牌，增强组织的凝聚力和战斗力，赋能中心高质量发展新质生产力。

打造科普社团品牌，让文化赋能疾控高质量发展

上海市闵行区疾病预防控制中心（上海市闵行区卫生健康监督所）

上海市闵行区疾病预防控制中心（上海市闵行区卫生健康监督所）（以下简称"中心"）以"疾控敏敏科普社团"品牌建设为抓手，培育特色科普品牌和多能人才，通过举办科普及专业技能比武、走科普红毯、升级"职工书角"、开展公卫好书推荐、寻访历史文化足迹等系列文化活动，打造具备"爱岗敬业初心、专研业务匠心、志愿服务爱心、健康传播热心"的"四心"团队，不断提升疾控文化软实力，赋能疾病预防控制事业高质量发展。

1、打造"疾控敏敏科普社团"品牌，激活科普文化基因。2015年7月，中心率先走出"互联网＋健康科普"第一步，"闵行疾控"微信公众号创刊，成为辖区内健康科普领域的一支新秀。运营9年多来，原创健康科普作品不断涌现，期间，中心组建闵行疾控"卫·爱"健康科普志愿者团队，不断尝试各种健康科普宣传形式，并开通"闵行疾控视频号"，使得中心"疾控敏敏话健康"这一科普品牌更加丰富，培育了"闵目目瞳话课堂""杨博说艾滋""大陶小悦"等具有鲜明专业特色的科室品牌。通过几年的建设，在中心"卫·爱"健康科普志愿者团队的基础上，成立了"疾控敏敏科普社团"，更加聚焦科普人才队伍建设，尝试通过"医学＋艺术"的跨界融合，创作更加多元化的科普形式，赋予疾病防控全新的文化内涵，锻造能"文"能"舞"的全能型公共卫生人才。

连续5年举办科普红毯，总结年度健康宣传工作，评选健康科普团队和达人，激励科普社团成员积极创作。截至2024年8月13日，"闵行疾控"微

信公众号、视频号共发表作品 1813 个，其中原创科普内容占 80%，粉丝数达 4.6 万，总阅读量达 487 万多。中心荣获 2023 年上海科普教育创新奖科普管理优秀奖三等奖，获得 2023 年、2024 年闵行区健康科普能力提升引领 / 英才专项支持，2018 年至今累计获得国家级科普类奖项 29 项，市级 21 项，区级 14 项。

2. **开展科普传播及业务技能大比武，提升专业能力**。为全方位提升中心科普社团成员业务能力，中心定期举办专业技能竞赛、科普能力大比武活动。通过"三步走"提升专业技能：一是培训微信编辑、视频剪辑、图片创作等技能，提升科普社团成员的新媒体编辑能力；二是开展表演基本功训练、剧本围读等系统性培训，充分挖掘科普社团成员的艺术表现力和潜力；三是通过业务知识问答、现场实践操作、科普竞技等活动，激发社团成员的健康科普创新实践能力。经过不断磨练，培育出《"艾"在西游前》《直播不带货》《靖靖聊近视》等优秀科普剧。

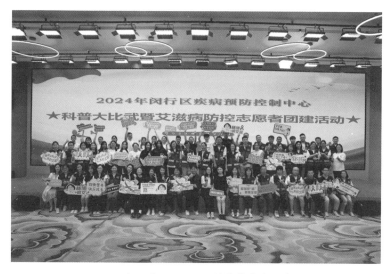

2024 年 5 月 28 日——科普技能大比武

3. **升级"职工书角"，打造书香文化阵地**。中心一直致力于文化建设，提高职工的理论水平和文化素养。2020 年 5 月，中心成功创建"职工读书角"，2024 年 4 月成功升级为"职工书屋"，同年 7 月，中心装备可自助借还书的智能图书柜，借阅人次从人工借阅首月 38 人次上升至智能借阅首月 66 人次。依托"职工书屋"阵地，在"闵行疾控"微信公众号开辟"公卫好书推荐"专栏，带动科普社团成员阅读经典公共卫生相关书籍并撰写书评、录制短视频，将具有特殊意义的经典案例推送给大众。2023 年"公卫好书推荐"专栏共制作 12 期，推荐的书籍有《公共卫生史》《大医马海德》《疫病年代》《血殇》等。

4. **寻访历史足迹，坚定文化自信。**为弘扬中华民族精神，传承中华优秀传统文化，中心定期组织科普社团成员及党团员参观博物馆、踏寻红色印迹，从历史足迹中感悟中国文化力量。2020 年至今，共组织参观博物馆 5 次，寻访历史文化足迹、打卡红色地标 4 次。通过寻访历史文化足迹，提升员工文化认同感。

"心引领　同筑梦"
党建文化品牌建设助推精神卫生健康发展

上海市虹口区精神卫生中心

一、案例简介

上海市虹口区精神卫生中心认真学习领会习近平文化思想和习近平总书记考察上海重要讲话精神，根据《关于进一步加强新时代卫生健康文化建设的意见》，结合本单位主责主业，坚持以人民为中心的发展思想，强化文化思想工作实践融汇创新，以满足人民群众健康文化需求为出发点，以"心引领　同筑梦"党建文化服务品牌建设为着力点，搭建"六心"建设模式，依托理论学习中心组学习、党建文化节系列活动、"心有彩虹""同心圆"特色服务以及志愿服务活动等重要载体，促使医院文化丰富多彩、医德医风持续加强、医疗质量显著提升，全面促进精神卫生健康文化建设良性发展，全力助推基层医院党的建设和精神文明建设工作水平，形成一套具有推广价值的实践经验，获得病家和社会良好口碑，并获得各级荣誉近20项。

二、主要做法

（一）强化组织领导，"六心"模式形成建设合力

医院成立党建文化建设领导小组和工作小组，确立"心引领　同筑梦"

党建文化服务品牌建设"六心"模式——心管理、心学习，心文化、心讲堂、心公益"，确保党建文化建设各项工作按时落实、保质见效。同时制定《"心引领　同筑梦"党建文化节活动方案》，各部门协同推进文化节系列活动。目前医院已连续举办党建文化节四届，组织党建活动类（书记话党建、"乘风破浪正当时"党建素质拓展训练等）、志愿服务类（"人医仁爱"中国医师节社区义诊服务、"天使情怀"国际护士节主题活动等）、艺术活动类（廉洁文化书画作品展、书画和舞蹈兴趣小组等）三大主题文化活动共计50余次。

（二）强化思想引领，理论学习提升形成内驱动力

党支部以习近平新时代社会主义思想为指导，持续开展对党的理论知识的学习，进一步提升党员、干部、群众的理论素养。以理论学习中心组学习带动科室政治思想学习，打破"重业务、轻政治"的思想，形成全院上下"比、学、赶、超"良好氛围，有效引领党员、干部和全体职工在理论中学思想、在实践中看实效。自党建文化服务品牌建设以来，医院组织各类理论学习、主题宣讲和科室政治思想学习500余次，撰写学习实践创新成果文章3篇，发表党建研究论文4篇，多人入选区理论宣传团队。医院荣获2023年上海市优秀学习型企事业单位称号。

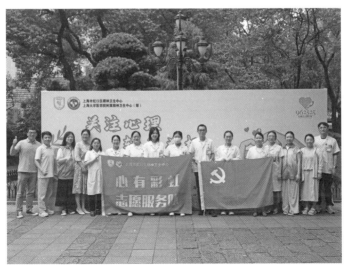

世界预防自杀日在鲁迅公园开展健康服务活动团队合影

（三）强化专业引领，聚焦健康需求形成创新实践力

扩大上海市健康科普文化基地成果，进一步传播健康文化理念和提升健康服务可及性，聚焦人民群众对心理健康服务多元化需求，集合"心有彩虹"讲师团资源力量，创新"彩虹"健康科普干预模式，针对普通大众（绿色）、心理健康高危人群（橙色）和严重精神障碍患者（红色）分类、精准输出精神心理健康知识，结合"四进"服务和"同心圆"俱乐部活动开展多样化的健康服务实践活动，受众累计千万人次。全市首创"心理集市"，推出青少年、老年人等专场活动。制作的《"同心路上·心有彩虹"心理健康科普手册》亮相街道科技节且入"1927·鲁迅与内山纪念书局"供读者免费取阅。

三、工作成效

"心引领 同筑梦"党建文化服务品牌建设，积极构建了高效良好的文化思想实践氛围，切实推动了医院整体健康服务水平提档升级，进一步增强了人民群众的获得感、幸福感和安全感。自品牌建设以来，医院医疗服务和社区防治等各项工作始终在全市同级同类医院中保持领先，并取得虹口区先进基层党组织称号，"心有彩虹"志愿服务队获第三届全国卫生健康行业青年志愿服务项目大赛铜奖、"同心圆"精神健康服务获评上海基层人文关怀心理服务品牌案例（全市仅十个）及健康上海行动优秀案例，心境障碍科荣获健康报社2021—2022年度公立医院高质量发展"先锋科室"，以及上海市健康科普课件风尚奖、上海市青年医学科普能力大赛"优秀组织单位"、精神心理科普大赛"优秀组织单位"（连续四届）、962525优秀接线点称号等重要荣誉。

承岐黄薪火，扬宝医文化

——科技文化艺术节暨正能量榜单发布会

上海市宝山区中西医结合医院

宝山区中西医结合医院已有 87 年历史积蕴，医院持续推进卫生健康文化建设，自 1999 年起，着力打造了"承岐黄薪火，扬宝医文化"特色文化品牌。该品牌以弘扬"厚德、敬业、求精、图强"的宝医精神为主线，经过多年的积累与创新，已成为集文艺汇演、科技展示、表彰先进为一体的综合性文化盛会。具体创新举措与特色亮点主要包括以五点：

一是活动形式丰富多样。 自 2009 年起，医院文化活动由最初的红歌大合唱逐渐转变为涵盖舞蹈、小品、相声等多种形式的综合性文艺汇演。职工合唱团曾荣获上海市卫生系统红歌大合唱第一名；医院充分挖掘卫生红色历史素材，自编自导自演医院抗战时期情景剧《爱的使者》多次在区内展演；职工拍摄的微电影《轮椅》获上海市医院新媒体宣传节最佳作品奖，并入围北京国际网络展和罗马独立电影节展示；"我和我的祖国"视频获"学习强国"上海学习平台二等奖；展示医务职工高尚风采的舞蹈《医者行囊》《逆行天使》分别获得区、市级比赛一等奖，还受邀参加上海电视台优秀节目展示；职工自行编排的 11 套养生操，逐步从院内推广到全区，甚至覆盖全市，已成为上海市知名的公益文化品牌，惠及 4.6 万余名群众；还有健美操、脱口秀、诗朗诵等等节目形式都深度挖掘了医院优秀文化资源，全方位、多视角、立体化地展示了医院不同发展时期医院、职工文化风采，定格、呈现一幅幅绚丽画卷。

二是贴合医院实际情况。将文化建设与医院的日常工作紧密结合。例如，演出节目《医者行囊》和《逆行天使》展示了医护人员在抗击疫情中的无私奉献和坚守岗位精神；同时，将科技、医疗技术与文化建设有机融合，通过展示医疗技术的创新成果，赋予传统文化活动更多科技含量。文化节期间的健康讲座、科技成果展示等活动，有效提高了职工及群众对医疗技术的认识，增强了医院的社会影响力。

三是融入先进典型表彰。在每年的文化艺术节上，医院组织各类表彰仪式，嘉奖在医疗、科研、服务等方面表现突出的职工。通过拍摄先进典型的视频、举办讲坛、"匠心传承，助力科创高品质发展"师徒结对仪式等形式，以市劳模谭美春为原型的《遇见美丽春天》情景剧广泛宣传名医风采和先进事迹，极大提升了全体职工的责任感和荣誉感。

四是助力医患关系和谐。文化活动常在医院庭院内举办，使住院患者及家属能够直接参与。这种"开门办活动"方式，不仅让患者和家属更直观地感受到医护人员积极向上的精神面貌，也有效拉近了医患之间的距离，促进良好的沟通与理解。每年的文化活动还邀请周边社区居民、共建单位、共建部队以及社会监督员参与，进一步扩大医院文化的外部影响力。

五是对外辐射居民百姓。医院不局限于院内文化活动的开展，而是将文化品牌辐射至社区。由职工自编的"八段锦"等养生操，已在37家社区、13家机关单位、白领公寓、学校和养老院推广，成为本地区备受欢迎的健康文化项目。这种贴近群众生活的文化活动，不仅提高了公众的健康意识，也增强了社会对医院的信任感与认可度。

医院通过持续多年的文化创新与积累，不仅成功塑造了"承岐黄薪火，扬宝医文化"这一独具特色的文化品牌，还获得上海读书节优秀示范项目，更是有效推动了医院文化的传承与发展。医院文化建设的创新举措和宝贵经验，不仅激发了全体职工的工作热情和责任感，也大大提升了医院在社会中的影响力，为医院的建设与发展提供了强有力的精神动力。

"家文化"建设提升职工生活品质

上海市奉贤区中心医院

奉贤区中心医院是集医疗、教学、科研、预防为一体的三级综合性医院，现为全国文明单位、全国模范职工之家、上海市卫生系统先进集体、上海市老年友善医疗机构、上海市志愿者服务基地、上海市健康食堂单位。现有工会会员 1600 人左右，下设 12 个分工会。医院工会组织积极围绕民主管理、职工权益、素质教育、文化建设等四个方面，围绕"家"文化建设，通过完善管理制度，建立健全工作机制，为职工提供丰富多彩的服务项目，不断提升职工的文化生活品质，提高职工对医院的满意度和获得感。

多维度推进民主管理。坚持职代会制度，推进院务公开，以各种沟通会形式定期征求职工的意见和建议，开展职代表巡视，调动职工参与民主管理的积极性，保障职工的合法权益，职工的提案曾获得上海市医务工会优秀职代表提案。

多方位传递诚心关爱。为职工购买各类保险，开展节日、生日、生育、住院、离岗、困难、丧事等慰问，对特种重病进行定期定额补助；落实职工健康体检、带薪年休假、疗休养制度及看上海等活动，全面提高职工福利保障待遇。

多部门开展教育培训。坚持培根铸魂，采用全覆盖 + 常态化 + 强化学习等模式不断加强对职工的政治思想引领，通过读书征文、辩论演讲、道德讲堂、警示教育、红色基地参观形式，积极宣传党、工会的重要会议精神，开展向乔增勇等劳模工匠、道德模范、区域名医等先进人物的学习教育活动，不断强化主流价值观和社会新风，坚定职工思想信仰。同时倡导成风化人，联合业务部门定期开展技能比武、新技术及小发明创造等劳动竞赛、卓越员工评选、窗口服务明星等先进选树，将争先创优、比学赶超的劳动美精神根植于职工心中，每年有10多位职工在国家及市级各类比武中斩获佳绩，增强了职工服务大局、拼搏奉献、践行使命的责任感、荣誉感，促进职工综合素质提升。

多形式涵育职工文化。依托职工之家服务阵地、志愿者服务基地开展"家文化"建设，职工科技文化艺术节、"一季一品"、"我们的节日"、职工趣味健身运动会、社团活动、志愿者服务、职工读书等活动提升员工归属感和医院凝聚力，引导培育职工积极向上、向善向美的精神，打造健康文明、昂扬向上的职工文化品牌。

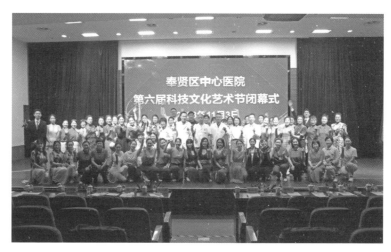

第六届职工科技文化艺术节

围绕"六心六爱"要求，高标准、高质量推进职工服务体系建设，不断提高职工生活品质和满意度。为医院健康和谐发展注入强大的精神动力。积极争取行政资金支持，围绕职工的关切问题和共性需求，加强职工教育培训，不断完善职工的阵地建设，改进职工的生产生活条件，维护职工的合法权益，开展丰富多彩的文体活动。

重点围绕职工荣誉墙、职工工间休息室建设项目以及以兴趣爱好为纽带的 13 个社团等活动，不断为职工提供舒适的工作环境，让职工在交流展示和社团活动的愉悦收获中提升社会认同感，实现自我价值的超越。

在坚持开展现有服务项目的基础上，通过分年度计划，落实新增服务项目落地。2024 年，改善手术室工间休息室，建设援外职工荣誉墙、叙事空间，完善妈咪小屋建设。开展员工"午间沙龙"活动，以医院优青作为沙龙项目承接人，通过形式多样的分享活动和思维碰撞，提升职业技能、缓解工作压力、激发干事精神，吸引年轻人参与融入医院文化。

后续，医院将继续改善门急诊、血透室工间休息室，建设劳模工匠荣誉墙、职工心理健康驿站，开展优秀社团评比、建设职工数字化意见建议、数字化点餐等平台，进一步完善职工之家建设，让医院成为员工的家，让员工享受更高品质的文化生活。

公立医院高质量发展新文化

志愿赋能高质量发展，公益铸就文化软实力

——复旦大学附属华山医院志愿服务建设文化范本

复旦大学附属华山医院

公立医院的高质量不仅关乎医疗技术的提升和服务流程的优化，更是融入社会、服务社会的文化流淌。文化是医院发展的一面镜子，是实现公立医院高质量发展的"灵魂"和内在动力。"红十字文化"是华山医院与生俱来的"基因"，志愿文化是一脉相承、与时俱进的"性格"和"气质"，正在成为华山一道亮丽的风景线，"润物细无声"地滋养着"厚德、仁术、创新、奉献"的百年华山品格。志愿服务在推动公立医院高质量发展中的目标明确而坚定。一方面，通过提升患者的就医体验，让患者在接受医疗服务的过程中备受关爱与支持；另一方面，志愿者的参与，增进了医院与社会的互动合作，提高了医院的社会责任感和公信力。

华山医院志愿者服务基地，是上海市首批志愿服务基地、公益基地、科普文化基地，通过党委领导、社工谋划、协力发展，形成了服务有温度、专业有深度、质量有高度的优质志愿服务模式。

一、仁术济众：卫生职业精神的公益践行范本

华山医疗志愿者们在卫生职业精神的激励下持续加入志愿队伍，在志愿文化的引领下担当医者使命。7 号线是距离华山医院总院最近的地铁站，站内突发事件呼叫华山医生的故事时有发生。2022 年医院与运三管理部商议共

建"医申同行"公益项目，穿针引线匹配医院的"愿望"与地铁的"需求"。通过点单式送急救课程进地铁、开通生命抢救热线、赠送简易呼吸器囊、标准化制定急救课程、新增地铁就医指引、绘制便民导诊地图、啄木鸟互访体验等多样化项目，联动医疗及地铁医院志愿者超过 60 人，服务覆盖 18 个车站、200 余名职工、300 余名市民，持续搭平台、拓渠道、建机制。

华山医院医疗志愿者牢记为人民谋幸福的初心，践行"敬佑生命、救死扶伤、甘于奉献、大爱无疆"的崇高精神，积极投身对口支援、健康扶贫，助力脱贫攻坚，打造了"金山张堰公益行""彩云计划"等多个公益品牌，荣获上海市对口支援与合作交流工作先进集体和全国脱贫攻坚先进集体（神经外科），赢得了良好的国际赞誉、广泛的社会效益和百姓的优质口碑。

二、微光成炬：社会主义核心价值观的具象化

志愿服务是弘扬社会主义核心价值观的关键途径，承载着重要的文化意义和社会价值，志愿文化也是在社会主义核心价值观引领下形成的乐于奉献的文化现象。华山医院坚持把公益性放在第一位，由党委牵头把健康教育与健康促进纳入党支部的日常考核和评优评先中，鼓励以党支部为单位开展公益项目申请与实践。"童心愿"：由华山多个优势学科组建公益天团，对康复儿童开展全方位关注关爱；"益心医意"：聚焦社区老年慢病，提升健康自我管理；"救在身边"：将地摊式急救课程送到社会大众方方面面；"康复是一缕阳光"：作为首个国家自然科普项目，心系银丝，把康复知识播撒千家万户……

社会志愿者的服务动机通常来自成就感、人际交往、服务意识。医院积极打造志愿身份识别，以"暖心橙"工装、华山工牌增强志愿者归属感；以小队分组、大群管理形式落实服务细节；以信息赋能、无纸化管理规范服务；以健康保障、员工体检、星级志愿者评定等激励举措回馈志愿者。志愿服务的开展，对医院服务质量、文化价值、服务氛围产生了积极而深远的影响。华山许多志愿者也来自于患者和家属，妹夫确诊"渐冻症"去世后立志

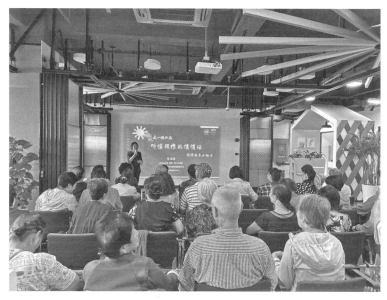

老年健康促进志愿服务重阳节主题活动在新时代文明实践中心举办

撑起一片天的许老先生、术后身体康复也希望得到心理疗愈的刘女士、患有罕见病依旧想温暖其他人的周老师、身患帕金森却一点一不怕的商叔叔……

通过对门诊就诊患者满意度测评调研，2023年全年志愿服务满意度高达99%。微光成炬，凝成星河，华山志愿者们也在用实际行动诠释着志愿服务精神和社会主义价值观，书写"华馨"隽永的轨迹。

三、挺膺担当：立德树人视域的构筑与笃行

医院是许多大学生优先选择志愿服务的地点，扶弱助残、融入社会、感悟生活在这里都能得到具象化的答案。而门诊作为医院医疗工作的重要窗口，是患者就诊的第一站，创新模式、优化流程、提升体验至关重要。"志新"大学生创新项目应运而生，立足于安静门诊、厕所革命、医院停车、窗口细节、科普标签等主题，学生志愿者以小队分组，体验门诊、深入调研、查阅资料、形成报告，协助医院新增停车提示卡、设计轮椅标识、优化科普标签、落实窗口细节。连续举办十余年的"清心一夏"职工子女志愿服务，

意在增进亲子理解、培养医学兴趣。从岗位体验、沉浸式互动，到全方位了解、多元化参与，已有 200 余名"华二代"参与其中。志愿服务是立德树人工作的重要载体，积极引导志愿服务与思政教育、公益文化建设有机结合，持续提升青少年社会责任感。

志愿服务焕生机，公益服务暖人心，华山精神薪火传，提质增效添新机。通过多年志愿耕耘，华山医院注册志愿者已超过 2000 人、服务时长超过 8 万小时，160 余项志愿服务荣誉，囊括市文明办志愿服务荣誉的大满贯，多个主流媒体报道……高质量发展新时期，修炼"内功"，提升服务"内驱力"是医院文化最好的擎架和支撑，志愿公益文化，是华山心里的爱、脚下的路。

修人文以润术，炼良医以泽众

——儿科医学人文精神培育助推医院文化焕发新活力

上海交通大学医学院附属上海儿童医学中心

上海交通大学医学院附属上海儿童医学中心以"修人文以润术，炼良医以泽众"作为立德树人关键，将儿科医学人文精神培育贯穿于医院文化建设全过程，助推公立医院高质量发展新文化建设，让医院文化焕发新活力。

一、组建跨学科人文教学团队，营造立德树人文化氛围

上海儿童医学中心在上海创新成立思政办公室，同时组建"上海儿童医学中心医学人文教研室"，共同推进人文教学团队师资队伍建设。由上海儿童医学中心党委书记季庆英老师担任教研室主任，由党委办公室、思政办公室主任兼任教研室副主任，组建了一支融合有情怀的儿科医生、护理专家、医务社工、伦理专家、心理专家、科学家、音乐家、设计师、医学模拟教育工作者、党务工作者为一体的多学科交叉融合的教师团队，将"修人文以润术，炼良医以泽众"作为立德树人目标，着力开展医务人员职业精神培育与儿科医学人文教育，在全院范围内营造立德树人的文化氛围。

二、建设有温度人文实践基地，改善温暖儿科实践环境

打造十余个别具特色的儿科人文教育实践基地，包含：① 上海宝贝之

家困境儿童关爱中心；② 上海徐汇麦当劳叔叔之家患儿家庭援助中心；③ PICU 亲子病房；④ 儿童友好门诊 / 病房；⑤ 手术室阳光爱心小屋；⑥ 上海脑科学研究中心；⑦ 迪士尼欢乐屋人文爱心志愿服务基地；⑧ 雨林奇境人文爱心志愿服务基地；⑨ 海洋奇境人文爱心志愿服务基地；⑩ 医学模拟中心。这些有温度的人文实践基地深受大家喜爱，成为儿科医务人员的"人文爱心加油站"。此外，将上海儿童医学中心院史陈列馆、心血管历史陈列馆、高镜朗铜像作为儿科医务人员了解儿科发展历程，增强职业认同感、使命感、责任感的重要基地，帮助儿科医学生学史明理、学史增信、学史崇德、学史力行。

三、开设多元化人文实践课程，深化职业精神教育内涵

结合儿科教学特点，在国内首创人文爱心分享会、儿童保护体验营、心理疗愈赋能行、儿科暖医实践营、公益项目设计秀"五维融合育四心"的创新实践育人模式，在实践中帮助大家育爱国之心、守医路初心、铸医者仁心、献浓浓爱心。大家通过分享"医者初心"，提升医学价值认同与使命担当；通过学习以优势视角服务脆弱人群，提高儿童与家庭的抗逆力；学习运用心理、音乐、艺术等多种方式在缓解患者心理压力的同时提升自身的应对能力，为医患双方赋能；通过开展特定情境下医患沟通实景演练，增强学生的共情力和沟通力；通过设计内涵丰富的人文服务项目，将所学、所观、所感转化为"温暖儿科"人文服务金点子，强化合作力和服务力。

四、收集丰富的儿科人文素材，打造人文思政网络平台

为了延伸医学人文精神培育的广度与深度，上海儿童医学中心积极打造"SCMC 文化新声"微信公众平台，通过网络思政教育阵地，打造"人文思政教育品牌名片"，延伸思政教育的广度与深度。开设"医患真情""榜样荣光""师德传承""文化赏析""志愿暖心"等专题板块，双管齐下发布两百

余篇图文作品、视频作品，通过"云享人文"的形式弘扬儿科医务人员崇高的职业精神、温暖儿科文化氛围、感人肺腑的暖医心声，累计发布原创微信作品、视频 200 余篇，成为新媒体下的"思政＋人文"教育的创新探索与实践，以润物细无声的形式，打造有温度的"人文思政文化名片"，引导医务人员践行社会主义核心价值观，弘扬"敬佑生命、救死扶伤、甘于奉献、大爱无疆"的崇高职业精神，传承医院文化精神，增强人文综合素养，点亮医学人文之光。

五、开展特色的员工文化活动，提升员工综合人文素养

依托上海儿童医学中心优质资源，积极开展各类员工文化活动，提升员工综合人文素养。例如，在院庆、国庆节、医师节、护士节等重要节点，开展颇具儿科特色的人文思政活动，增强医务人员职业使命感、责任感与荣誉感。同时组织开展"温暖儿科·共筑友好"儿科优秀人文作品与特色文化品牌评选、"未来医生，为爱而来"人文实践等活动，得到了医务员工的广泛参与。此外，为落实习近平文化思想，在活动中融入中国优秀传统文化，结合春节、清明、端午、中秋、重阳等传统节日，开展非遗文化活动，增强传统文化素养：开设"二十四节气"文化赏析专栏，弘扬、传承传统文化中的中国智慧。同时，组织开展"阅见人文"人文好书分享活动与"儿科人文悦读会"交流活动，增强医务人员人文素养。

六、提升患者满意度与感受度，开展患者人文关怀活动

上海儿童医学中心人文精神培育工作以增强人民群众健康福祉为出发点与落脚点，大家将人文之心转化为人文实践，彰显了人文精神培育实效。儿科医务人员聚焦儿童生理、心理特点，从身－心－社－灵多维度全面呵护患儿，通过艺术治疗、音乐治疗、游戏治疗、绘本治疗等形式，润泽患儿心灵，抚慰孩子恐惧焦虑情绪。通过视觉、听觉、味觉与痛觉全方位的呵护，

抚平孩子们的害怕与不安。医院各临床科室以"温暖儿科·疗愈童心"为切入点，先后开展了百余项患儿人文关怀特色项目。近年来，门诊患者满意度从 86.8 分提升至 96.4 分；住院患者满意度从 89.6 分提升至 99 分，有效提升患者满意度与感受度，以实际行动践行"一切为了孩子"的初心使命。

厚植文化自信　传承同仁精神
——上海市同仁医院文化建设案例

上海市同仁医院

上海市同仁医院创立于 1866 年，是近代医学教育的发源地之一和沪上名医的摇篮。2021 年 9 月，医院党委以迎接建党 100 周年、建院 155 周年为契机，将院史陈列馆改造项目作为医院文化建设的重点项目，全力打造"五个一"院史文化品牌，以史育人，根植核心价值观，坚定文化自信，让院史陈列馆成为医院文化建设的新载体，形成文化实践案例。

一、项目实施

1. 一个馆

党委牵头成立院史工作专班，统筹推进院史陈列馆建设项目。通过查阅各类史料三千余份，寻访旧址 10 余处，老专家口述档案 30 余份，征集实物展品 30 多件。2022 年 12 月正式开馆，展陈面积 202m²，由"始于大爱""并行拓进""砥砺前行"3 个展厅全面展示医院在医、教、研、管各方面取得的丰硕成果。次年 12 月开通网上院史馆，实景拍摄 3D 影像，让更多市民足不出户即可浏览医院院史馆的全貌。

2. 一本书

8 万多字《上海市同仁医院简史》出版发行 1000 余册，首次系统地呈现同仁医院 150 多年间的历史事件，为医院发展史书写了不可或缺的篇章。

3. 一队伍

医院团委公开向院内外招募院史讲解志愿者，通过党支部推荐、培训考核后上岗，组建了一支30人院史讲解志愿者队伍，累计讲解180余场，服务人数达2万余人。同时邀请一大会址、宋庆玲陵园等市级爱教基地讲师进行培训，不断提高讲解水平。

4. 一基地

院史陈列馆作为长宁区首批爱国主义教育基地被列入长宁区红色文化地图，面向社会尤其是青少年学生开放预约参观。4名院史讲解员深入挖掘历史故事，打磨4个精品课程，面向参观的10所学校，600多名学中小学生开展"传承红色基因，寻访红色足迹"院史文化课程宣讲，获得师生好评。

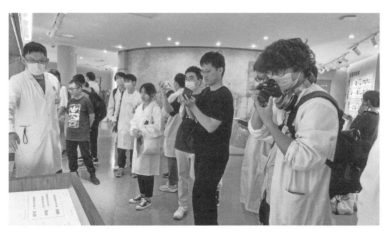

每年为新职工、实习生开展院史馆参观讲解，上好入职"第一课"

5. 一路线

医院打造一条红色寻访路线，从院史陈列馆出发到圣约翰大学历史遗迹—华东政法大学同仁楼，再到同仁发源地长治路159号和长治路177号，最后到达到四行仓库。党、团支部每年通过"主题党日""主题团日"形式开展红色寻访路线行走活动。院工会在建院150周年，组织150人踏上红色寻访路线，重走同仁路。计划在院庆160周年，组织职工在行走中追寻红色记忆，赓续红色血脉。

二、文化内涵和历史价值

1. 挖掘红色印记，传承红色基因

经党史专家苏智良教授考证：上海长治路 177 号曾是同仁医院的发祥地，也是《上海俄文生活报》报社旧址，是中国共产党建党活动的重要纪念地。1894 年 12 月，宋子文出生在上海同仁医院。1937 年，淞沪战争期间，受伤部分官兵送往同仁医院进行救护治疗。通过院史挖掘对红医文化的传承和发扬具有重要价值。

2. 打造院史文化载体，体现同仁精神

医院在院史馆周边区域设立文化地标：创院大师铜像、同心路、同德路，以院史故事为蓝本设计文创书签等设计品。在门诊与住院部连廊处开设党建宣传栏、廉洁文化长廊；结合党史学习教育、建党、建院等重要的时间节点及主题，布置、更新医院文化环境，形成有形文化载体，使氛围有"形"，文化入心。

医院以院史文化为根基，不断拓展其内涵和载体，凝练"同仁精神"：开拓进取勇于突破的创新精神、勇挑国家民族重任的担当精神、披荆斩棘攻坚克难的奋斗精神、矢志不渝追求真理的献身精神、仁怀仁术精诚至善的大爱精神。以医院精神教育引领职工，营造健康向上的医院文化氛围。

三、工作成效

该文化品牌项目入选中国医药卫生文化协会公立医院新文化建设案例、2023 年度市级关爱未成年人暑期活动优秀项目、2024 年上海交通大学医学院文明创建特色案例。2024 年 6 月入选上海市医务工会"百年医院建筑及院史馆参观寻访活动"。截止目前，院史馆共接待来自全国各地兄弟医院、各界社会人士参观 180 余场，2 万余人参访。院史文化品牌相关活动先后被"学

习强国""上海长宁""文明长宁"等媒体报道，获得社会广泛好评，产生了良好的社会效应。"院史文化课程"和一条红色寻访路线及英文讲解服务将持续向院内外预约开放。

"金医夜校"

——新质文化生产力铸就医院精神文明建设新高地

复旦大学附属金山医院

文化建设是医院发展的核心源动力之一，是提升医院凝聚力和向心力、促进职工团结协作、激发职业热情和创新活力的重要载体，也是提高医疗服务质量和患者满意度、塑造医院精神、增强医院品牌影响力的有力抓手。文化建设不仅关乎医院内部的和谐与进步，更是医院在实现高质量发展中脱颖而出的重要支撑。

复旦大学附属金山医院作为区域医疗中心之一，始终致力于强化医院精神文明建设，塑造独特的医院文化品牌。由于医务工作的特殊性，夜间时段作为职工享受文化自由的重要时段，承载着满足职工文化需求和推动医院文化建设的双重使命。为紧扣项目价值导向，医院广泛开展调研，经过认真研究，隆重推出"金医夜校"项目。该项目以文化建设为纽带，将职工、患者、社会进行有机串联，充分激发新质文化生产力对繁荣医院文化、服务人民群众、推进高质量发展的赋能作用。

一、聚焦内在需求，激活内在向心力

职工是医院文化建设的重要基石，充分满足职工文化需求、激发职工文化创造力是实现医院文化繁荣、文化输出、文化传播的重要前提。医院充分聚焦内部需求，与专业艺术中心开展合作，推出了聚焦文艺培训的培训班，并开设吉他、钢琴、古筝、非洲鼓、歌曲演唱等一系列文化艺术培训课程。为满足不同班次职工的需求，医院采取滚动教学模式，灵活安排上课时间，确保所有职工都能高质量参与。学员们在"金医夜校"中充分提升个人才能的同时，为积极推动医院精神文明建设也做出重要贡献。例如，钢琴培训班的学员，主动参与医院"以爱之名为爱发声"公益钢琴演奏志愿服务，每周定期在门诊大厅为患者开展钢琴演奏，有效改善患者就医体验，提升患者就医感受。

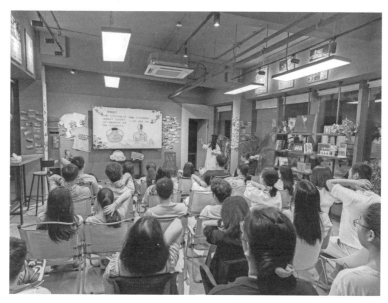

"金医夜校"中医养生课。为传承中医文化，满足青年群体对中医养生的需求，医院面向社会青年开展中医养生培训，助力青年群体科学养生，提升健康素养

医院不仅注重文化艺术培育，还特别在"金医夜校"项目中开设了"金医考研社""金医英语角"和"趣味健身项目"。"金医考研社"主要聚焦职工学历提升，开展以来有效帮助医务人员实现本科到硕士、硕士到博士的学历跨越。"金医英语角"围绕医务人员口语能力提升和服务外籍患者，通过邀请外教进医院，定期开展口语培训的方式，不仅有效帮助职工强化了英语口语能力，同时对便捷外籍患者就医产生重要作用。"趣味健身项目"重点关注职工身体素质提升，培育职工主动关注健康、积极参与运动的良好氛

围，主动成为健康生活方式的倡导者。

二、服务外部需求，缔造文化新魅力

"金医夜校"不仅着眼于医院内部的文化赋能，还积极面向社会大众开展文化推广活动。医院利用自身的专业优势，推出了中医养生培训班、心肺复苏培训班等课程，旨在提高社会公众的健康素养，提升健康意识。中医养生在当代青年中是一个比较火热的话题，医院积极将中医文化传播与"金医夜校"结合起来，在青年较为聚集的晚间时段，面向社会青年群体开展中医养生培训，为青年介绍养生方法和相关中医技术，助力中医文化在社会层面的广泛传播，让中医文化更好守护人民健康。

在推动中医文化传承的同时，"金医夜校"利用"打工人"相对空闲的晚间时段主动深入商圈、社区为社会大众传播急救文化，普及心肺复苏技术，有效提升了群众急救意识和能力，对守护人民健康具有重要意义。

三、加强内外互联，迸发文化新活力

在"金医夜校"实施过程中，医院积极承担社会责任，聚焦文化交流、共同发展，主动将相关资源同步开放给卫生系统兄弟单位及公安系统、检察院系统、法院系统、教育系统等联建共建单位。通过跨领域文化合作，医院与共建单位间的联建共建效能得到显著提升，在促进健康文化横向传播的同时也为医院文化品牌注入了新的活力。

"金医夜校"项目的成功实施，为复旦大学附属金山医院的文化建设和精神文明创建工作奠定了坚实基础。在新时代的征程上，复旦大学附属金山医院将继续以"金医夜校"等文化创新项目为载体，努力打造医院精神文明建设的高地，通过文化的力量增强医院的软实力，为全体职工提供更加丰富的文化体验，为上海市卫生健康系统的优秀文化建设实践提供有力支撑。

打通中医服务最后一公里　满足高品质健康需求

上海市青浦区金泽镇社区卫生服务中心

青浦区金泽镇地处上海市青浦区西南部，是上海唯一与江苏、浙江两省交界的镇，是进出上海的西部门户。为全面落实"健康中国"战略，中心以高质量社区卫生服务中心创建及健康促进医院创建为契机，坚持以人民健康为中心，专注提升社区百姓就医满意度和获得感，建设健康环境、优化健康服务、强化健康教育、倡导健康文化，不断夯实服务网底，提升服务能力，从而促进和提高金泽辖区居民健康水平。特别为满足辖区居民高品质的中医药健康服务需求，中心积极落实打通申城"最后一公里"中医特色服务。

一、提升服务能级，满足高品质的中医服务需求

1. **打造特色专科亮点，提升中医服务能力。**作为上海市中医药特色示范社区卫生服务中心，建设了"太极健康实践基地"。目前已配备 11 大类中医诊疗设备，除基本的中医药服务外，可以开展包括痹证等 5 种专病专科门诊，基本满足辖区居民的中医服务需求。通过邀请专家引领带教、跟师、双聘培养、人才引进等方式，中心的中医服务能力显著提升，得到辖区百姓的认可。

2. **延伸中医药适宜技术至村居卫生室，解决百姓就医最后一公里。**逐步推动中医医生下村居工作，定期派遣中医医生到村卫生室，并深入开展"育乡医"培养项目，通过跟师学习，提高乡村医生中医服务能力，从而更好地

推广中医药适宜技术。在中心村卫生室开展针刺、火罐、灸类等治疗项目，让诸多行动不便的老年人真正在家门口享受到"简便验廉"的中医药服务。

二、走进功能社区，开展中医健康科普行动

结合"太极健康实践基地"建设，中心组建了一支"太极健康指导队伍"，开展中医药特色服务。充分发挥医疗卫生机构和医务人员健康教育和健康促进主阵地、主力军作用，结合家庭医生签约服务及健康金泽建设等工作，中医走进了村居、楼宇、机关、企业、工地、学校等功能社区，开展八段锦、手指操、太极健康放松功教学，提供健康讲座、宣传、咨询、义诊及中医戒烟服务等。

1. **走进村居，把健康融入居民生活**。结合家庭医生团队服务，定期对村民进行养生操、放松功的教学及慢性病的中医养生保健知识系列讲座，学习穴位、刮痧等保健手法，把中医药理论、医养结合理念带到带进村民家中。结合商榻地区"阿婆茶文化"，积极开展"阿婆茶里话健康"系列活动，从健康茶点制作及中医养生的角度入手，传递健康小技巧，真正把健康融入到居民生活中。结合东西村健康村及无烟社区创建，针对居民开展了中医戒烟服务，通过中医穴位按摩等适宜技术，帮助居民戒烟，促进居民健康。

2. **走进学校，开展"护蓓蕾"活动**。传讲古代名医的故事，制作端午香包，跟着上海气功研究所老师学习五禽戏、太极拳等传统功法。在全国爱眼日宣传周，中医医生到学校为学生讲解眼保健操中医穴位的神奇功效，并纠正错误的用眼习惯，推广近视防控知识，提升青少年儿童的中医药健康素养。

3. **走进机关楼宇，关注职业人群健康**。中心的一支"八段锦"师资队伍针对机关、企事业单位职工的健康现状，定期进行八段锦、手指操等养生操教学，传承和发扬传统功法，带动职业人群学习和掌握中医健康技能，传递健康知识，营造"我的健康，我参与，我做主"的良好氛围，从而促进全民健康行动。

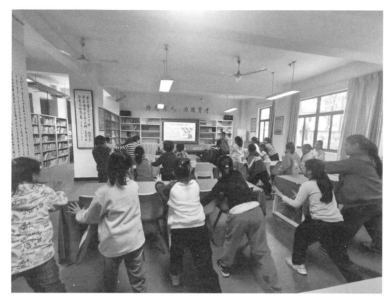

上海气功研究所老师教孩子们学习五禽戏

4. 走进建筑工地，助力长三角一体化发展。 每月定期深入辖区两大项目建设单位华为工地、高铁工地，为建筑工友们开展健康志愿者服务，此外，还针对长三角一体化示范区流动党员服务示范站，进行了菜单式服务，包括中医药适宜技术、体质辨识、健康科普和健康咨询等内容，深受工友和流动党员的欢迎。

近年来，中心在中医药服务等医疗卫生方面取得了一定的工作成效，下阶段将继续立足区位优势，有效运用紧密型城市医疗集团的优质资源，深入推进高质量社区卫生服务中心建设，为建设健康青浦、健康金泽贡献力量。

党建引领"有声"文化建设
将医务人员崇高职业精神发扬光大

上海市长宁区新华街道社区卫生服务中心

上海市长宁区新华街道社区卫生服务中心以"有声"文化建设为抓手，将医院党的建设与文化建设紧密结合起来，以党建引领医院文化发展，引导医务人员弘扬卫生健康行业崇高职业精神，以文化凝心聚力、以文明交流互鉴，持续培植医院文化品牌。

一、做法

（一）**组建与保障**。2021 年起，中心为大力弘扬崇高职业精神，创建了"新华医声"宣传项目，初期主要是宣传部门人员参与。2022 年初，为进一步形成具有本院特色的"有声"文化，组建了以 35 岁以下党员、团员和青年医务人员为主体的"新华诵读班"，并予以一定的经费保障。做到"有声"文化宣传队伍稳定。

（二）**培训与要求**。特邀曾荣获上海市新长征杯朗诵大赛一等奖、中华经典诵读大赛上海赛区一等奖的资深师资，通过线下集体讲授、线上一对一辅导等方式，进行为期两年的诵读、演讲知识和技巧培训，做到"有声"文化宣传质量有保证。

（三）**内容与形式**。通过线上线下进行诵读、演讲比赛，通过自编、自导、自演、自制的视频、音频，多形式多途径参与"有声"宣传，做到每月有宣讲、有活动，每年有比赛。宣传内容涵盖习近平新时代中国特色社会主义思想、二十大报告精神、廉洁从医建设、身边好人好事等。做到"有声"文化宣传内容丰富、形式多样。

（四）考核与激励。每年对诵读班的成员进行招募与淘汰，形成激励机制。做到"有声"文化宣传有制度保障。

二、成效

（一）让有声的文化外化于行。通过学习习近平新时代中国特色社会主义思想、挖掘发现身边典型事迹，身边人讲身边事等有声的宣传和教育，加强医务人员的思想道德和纪法教育，发扬崇高职业精神，并内化于心，外化于行，做到知行合一。近三年每年都有青年递交入党申请书；志愿服务参与人数逐年增加。

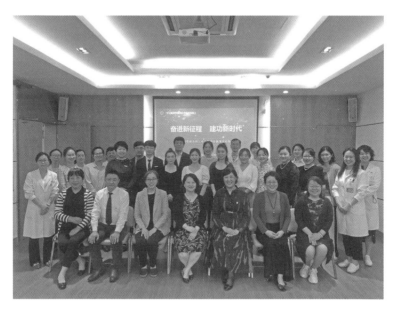

"奋进新征程 建功新时代"演讲比赛

（二）形成特色鲜明的医院文化。采用线上线下的形式进行"有声"文化宣传，如开设政治理论学习专栏；开设"身边人身边事"线上专栏，每年分享"好医生""好护士"的故事 10 个—20 个，形成故事汇编，供员工阅读，让崇高职业精神传遍中心每个角落，唱响大医精诚、医者仁心主旋律；开设"新华医廉说"线上专栏，由诵读班成员宣讲廉洁故事、制作廉洁微视频，在自编自导自演自制的过程中不断约束自我、提升自我。同时，每月开展线下诵读活动，丰富职工的文化生活。每年开展演讲或故事比赛，如 2022 年开展"讲抗疫故事、传新华声音、做时代新人"抗疫故事宣讲比赛、2023 年开展"奋进新征程，建功新时代"演讲比赛等，通过对身边人身边事的宣讲，弘扬新时代崇高职业精神。

（三）**构建和谐医患关系**。在院内外通过"有声"方式加强对好人好事的宣传、对科普知识的宣传，让社区居民了解到医务人员的精神状态、为民服务的具体言行、了解科普知识，做到以患者需求为导向，促进医患沟通交流，增进相互理解信任，为构建和谐医患关系营造良好社会氛围。

（四）**关心关爱医务人员**。通过"有声"文化建设各类活动的开展，为年轻医务人员搭建展示自我的舞台，帮助他们成长成才，增强自信与归属感，锻造人才队伍，为推动高质量发展激发创新活力。近年来获得了多项市区级的奖项、成功申报多项科研项目等，如 2023 年有 3 名青年医务人员首次参加了区卫健委科研课题擂台赛并成功入围，1 名青年获区卫健委科普大赛三等奖；2024 年有 4 名青年在区级及以上演讲比赛中荣获佳绩等。

三、特色亮点

"有声"文化建设以青年群体为主体，以"自我"教育为主，即被宣传的主体、故事中的人物和事件多源于本中心的真人真事，主讲者多为诵读班成员；以文化宣传栏目为载体，即培植出新华医"廉"说、新华医"声"等；以语音传播为特色，采用线上线下相结合的方式，增进医务人员之间、医务人员与社区居民、患者之间的情感。不仅提高了文化宣传的凝聚力、引导力、影响力，更将这种"有声"文化力量转化为医院高质量发展的推动力，起到了凝心蓄力铸魂的作用。

建设"拾吾医站"，探索社区健康管理新模式

上海市长宁区华阳街道社区卫生服务中心

一、背景概况

为加强党建引领下的基层社会治理创新，加强街区健康平台建设，助力打造一流街区环境，同时为进一步提升基层社区卫生服务能力，优化资源配置，区卫健委与华阳街道一起，探索建立 15 分钟慢行一站式社区健康管理的服务终端——"拾吾医站"，让人民群众在 15 分钟慢行范围内获得触手可及的优质健康服务。

"拾吾"既是"15 分钟慢行一站式"的体现，又代表了重拾自我、做自己健康第一责任人等寓意，"医站"则包括一站式健康服务、健康"依"站、健康"驿"站等内涵。

二、主要做法

1. 赋能居委，落实条块结合："拾吾医站"积极赋能居委会，通过服务集成、需求收集、答疑解惑和信息化建设，初步实现突发公共卫生事件平战结合、重点人群管理条块结合、居民健康与公共环境结合、卫生健康政策宣传和专业结合等功能。

2. 贴近百姓，打造服务零距离：打造的"1+4+21+N"（1 家社区卫生中

心 +4 个卫生站 +21 个居委会 +N 个楼栋）服务体系，向社区最后一公里延伸，让人民群众在 15 分钟慢行范围内获得触手可及的优质健康服务。

3. 两网融合，社区治理新机制：将居委会社会治理体系网底和社区卫生服务中心基本医疗基本公共卫生服务网底相融合，通过横向联动和纵向带动，充分发挥了基层公共卫生委员会的议事协调作用，提升公共卫生社会治理水平，有效促进居民区减负增能。

三、取得成效

1. 社区服务双融合双协作。家庭医生团队与居委紧密协同做好公共卫生委员会工作、家庭医生签约服务和社区健康管理服务。社区卫生服务中心和居委会进一步互联、互通、互动、互助，让"卫生持续赋能基层、社区有力支撑卫生"的机制得到深化，形成了协同、整合、高效、优质的工作机制，作为社区健康管理的服务终端和"毛细血管"，也赋予了健康社区建设新内涵。

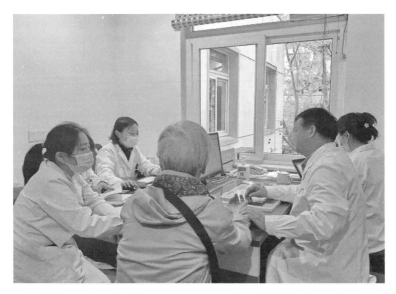

依托拾吾医站平台在社区开展二三级医院专家带教和名医巡诊活动

2. 优质资源融入社区服务。通过"拾吾医站"平台构建，已经将4个市、区级名中医工作站引入社区，新增4个居委健康咨询点，举办名中医社区巡诊活动9场，通过引入市级专家进社区，向居委和功能社区推广健康服务，延伸了服务网络，提升了服务质量，把优质高效的健康服务送到家门口、楼门口。

3. 落实条块结合健康管理新平台。"拾吾医站"是赋能居委，落实条块结合健康管理的，具备"一站办、靠前办、主动办、掌上办"特点新平台。实现了突发公共卫生事件平战结合、重点人群管理条块结合、居民健康与公共环境结合、卫生健康政策宣传和专业结合等功能，构造公共健康服务"触手可及"的新模式。搭建了疾病预防和健康促进的新平台，做到健康干预关口前移，建立公共卫生和公共管理的"双预防"机制，实现公共健康服务与公共卫生管理的可及性。

4. 拓展阵地提升品牌效应。在推广形式上，除了持续开展社区健康义诊及健康进楼宇等健康服务外，还积极在居委设立实体服务点，打造"华院.健康荟"等社区健康服务品牌。设计推广海报，张贴到社区每一个楼栋，配套的二维码让居民通过线上更加方便地链接到各项服务。推进过程中，在居委和街道党群服务中心等两新组织支持下，通过党建联建将"拾吾医站"品牌推广至辖区企业和楼宇。

5. 党建引领推进工作实效。通过党建联建推广"拾吾医站"品牌，收到功能社区人群的普遍欢迎。目前已经对接武夷路沿线单位和海粟文化广场，以中医药适宜技术和文化为切入点，开展面向白领人群的健康品牌体验活动12场，社区卫生服务中心门诊和站点服务人次数得到明显提升，白领与家庭医生签约人数新增700余人。后续将不能提升"拾吾医站"服务能级和服务覆盖面，将实体服务点进一步拓展至功能社区，不断深化服务模式、扩展服务内容。

6. 推动中医药文化护健康。以华阳中医药主题活动为契机，融合"静 – 站内验收"和"动 – 站外集市"，动静结合，通过踔厉奋进新征程，传承岐黄护健康华阳中医文化节开展社区百姓喜闻乐见、内容丰富、形式多样的中医药、文化体验、义诊互动。将中医药与民俗相融合，发挥中医药"简便验廉"的优势，形成了浓厚的中医烟火气。在中医药健康文化素养水平的"五个维度"中，持续提升中医药健康生活方式和中医药适宜技术的推广，让居民更好地了解中医药、受益于中医药，发展更多的社区中医药"文化代言人"和"志愿者"，让老百姓在春生夏长、秋收冬藏中感受国医之美、体会瑰宝之韵。

典型示范引领

让"最美"成为一种文化认同

上海市第十人民医院

"你们的团队不仅为我们提供了高质量医疗服务，更重要的是给予了我们盲人患者无数的温暖和希望……"在一封残障患者撰写的感谢信中，上海第十人民医院（以下简称"市十医院"）"最美"班组创建的"助聋助盲"项目，得到了最真实的认可、最动人的鼓励。

市十医院自荣获第六届全国文明单位称号以来，对精神文明创建、文化工作提出更高要求，连续4年打造"最美"系列文化，让每一位医务人员能够在平凡的岗位上"被看见"。

目前医院推出了"最美员工""最美窗口""最美班组"和"最美志愿者"等系列，打造出"最美"生态系统，受到广大患者以及社会各界的肯定与支持。

从"助聋助盲"的"最美"班组，到缩短取药时长的"最美"窗口

2021年底，市十医院调研发现听力障碍和视力障碍患者就医时会遭遇"三怕"——怕麻烦、怕"讲"不清楚、怕找不到地方，导致其视就医为畏途，有病能拖则拖，甚至小病拖成大病。

在院部领导支持关心下，市十医院联动静安区残联及全院各相关科室、部门，打造"暖心桥"助聋、助盲公益服务站。固定时间为他们开通绿色通道，配备专属护士、医生、志愿者、手语翻译等，为患者提供零等待、零距

离、零障碍的服务。

截至目前，市十医院已接诊残障人士 3000 多人次。患者感谢信纷至沓来，给予"最美"班组"最大"的肯定。

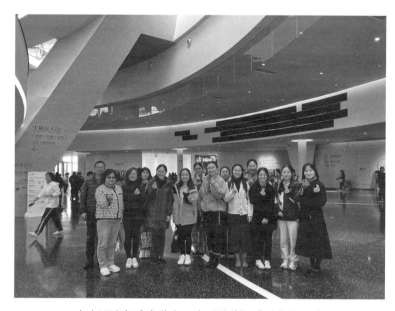

市十医院每季度举办一次"最美"系列文化活动

为了做好患者用药安全守门人，市十医院门急诊药房窗口通过改造基础设施、整理用药说明、提供在线咨询等方式，为患者提供优质的"售后服务"。

在人员没有增加的情况下，从 6 个发药窗口扩增至 10 个；提升了门急诊药房的自动化和信息化水平，减少了患者取药等候时间——"取药配药时间短了，对我们来说太好了！"很多患者对此翘起了大拇指。

药师通过整理药品说明书，梳理用药指导内容，形成用药指导数据库。利用信息化手段，只需扫描配药清单上的二维码，即可获得用药指导内容。患者也可通过"上海十院药学服务"公众号向药师发起在线用药咨询服务。目前累计咨询人数超千人，取得很好的社会效益。

从小护士到"上海好护士","最美"员工被培养也被看见

"服务好患者、带领好团队，无论什么情况都不忘记燕帽的责任。"

王丽雅和陈静娟是市十医院护理团队的一员，她们从医院的小护士到年度"最美员工"、先进医务工作者，逐步成长为"上海好护士"、行业楷模。她们探索创新的管理模式、深化优质服务，始终情系患者，用实际行动诠释了一名好护士的责任与担当。

"最美"员工被培养，同时也要被关怀、被看见。如今，医院每季度举办一次"最美"系列文化活动，已先后在海昌海洋公园、徐家汇书院等地组织了4场专属活动，以及3场"最美员工"专场音乐治疗减压活动。

"医院工作繁忙，小家庭常常照顾不周，这样活动给了我们更多的人文关爱，真的很感激，很开心。"市十医院努力守护"最美"员工的初心，得到各方的点赞。

文化建设重在制度保障，力争形成"文化自觉"

市十医院着力打造的"最美"生态系统，是在医院党委领导下开展，由分管副书记负责，宣传处执行。按科室人员数量分配选优名额，由宣传委员进行宣传动员和申报，各党支部书记为评选工作责任人，科主任为督办人，保证评选的真实性和完整性。名单最终经精神文明委员会工作小组遴选确认。

名单确认后，宣传处开展"最美"系列多阵地宣传。目前宣传处在官方微信公众号和风雨长廊中，有"最美"系列固定展示栏目，每月定期展示"最美"系列风采。同时，医院也在"最美"系列基础上择优向上推荐，在更广阔平台展示市十医院"最美"个人及集体风采。

文化的力量是深沉、持久的，文化的建设同样需要时间的沉淀。市十医

院经过 4 年时间的沉淀，打造"最美"系列文化，逐渐深入人心，形成了良好的文化生态，加强了员工对文化的价值认同，形成了文化自觉。

"吴颖"党员创新工作室　厚植安宁疗护事业高质量发展文化土壤

上海市普陀区利群医院

随着我国人口老龄化的不断加深、疾病谱的不断转变以及民众对安宁疗护认知的逐步改变，全面推广安宁疗护的必要性比以前任何时候都更为突出。但受传统思想影响，安宁疗护全面推广缺乏文化土壤，需要从服务体系建设、从业人才培养、宣传氛围营造培养等方面多管齐下。

2017 年，普陀区被列为全国第一批安宁疗护工作试点地区之一，普陀区利群医院正式挂牌普陀区安宁疗护中心，成为上海首家区级安宁疗护中心，也是上海市第一家开展安宁疗护的二级综合性医院。利群医院依托由上海市三八红旗手、银蛇奖（提名奖）获得者、副院长吴颖牵头的党员创新工作室，立足国家安宁疗护试点任务，通过凝聚新力量、建立新体系、引领新品质、打造新空间等厚植安宁疗护事业高质量发展文化土壤，践行习近平文化思想最佳实践地要求。

【创新做法】

一、"融合性"团队理念先行，凝聚新力量

启动"生命慈航"项目，组建由医生、护士、社工、志愿者等组成的"融合性"服务团队，开展"一站式联合查房"，提供从门诊到住院为患者和

家属提供"全人、全家、全程、全队"的"四全"服务，凝聚"提升生命质量和生活品质、维护病患人性尊严"的文化共识。

二、紧抓技术跨域联动，建立新体系

聚焦普陀区"1+12"安宁疗护服务体系建设，工作室以开展自控镇痛泵、中医适宜技术等专业技术为抓手，建设特色专科，并延伸指导社区卫生服务中心开展居家安宁。

定期举办安宁疗护学术沙龙，探讨安宁疗护评估、转介、联动管理机制建设。探索建立安宁疗护质控、评价体系和安宁疗护信息化支撑系统，推动安宁疗护管理体系建设。

三、全市同质提升能力，引领新品质

2021年底，利群医院成为上海市安宁疗护服务管理中心挂靠单位。作为管理中心的核心成员，工作室围绕医、护、社、志愿者等不同职能、技术服务要求，选题立项，牵头组织起草发布《上海市社区卫生服务中心安宁疗护工作指引》《上海市医疗机构安宁疗护科病历文书书写工作指引》等管理规范指导工作。基于科学研究，牵头制定《上海市安宁疗护服务质量管理评价工作实施方案》《上海市安宁疗护服务质量管理评价指标》，推动本市安宁疗护服务同质化发展。

四、多元教育营造氛围，打造新空间

编写出版《临终关怀学概论（第二版）》，发布《上海市医务人员安宁疗护服务能力培训大纲》，为安宁疗护培训提供专业理论及实践教材。2023年成为上海市首批安宁疗护适任护士实训基地，协助上海市护理学会开展岗位适任培训50余人。每年举办安宁疗护学术论坛、继续教育培训班、学术沙龙等培训，累计培训全国 18000 余医务人员。开展高校医学生安宁疗护志愿服务项目，招募、培训医学院校学生志愿者 200 余人，使人文关怀融入医学高等教育。

开设微信公众号及专栏，每年举办世界安宁疗护日主题活动，积极联动各级媒体。牵头与普陀区近 40 所中小学、幼儿园建立生命教育共同体，开展生命教育课堂，出版《拥抱生命　向阳花开——生命教育科普图说》，发布配套动画视频，在普陀图书馆打造"生命教育新空间"，夯实安宁疗护开展的文化基础。

【宝贵经验】

一、党员示范引领，攻坚克难作表率

工作室发挥党员先锋模范作用"哪里困难啃哪里"。经过近五年建设，难点逐一攻破。利群医院从最初 2019 年 1.0 版，单一安宁疗护专科服务扩展到 2022 年 2.0 版"专科 + 安宁"模式，即实现住院所有临床专科都能衔接安宁疗护服务；2023 年推进 3.0 版，纳入儿童安宁疗护服务；2024 年 4.0 版，探索日间居家安宁疗护服务。实现了全人群（成人 + 儿童）、全病种（肿瘤 + 非肿瘤）、全周期（疾病不可治愈开始到终末期）服务模式迭代更新，服务能级跨域式提升。

二、宣传理念先行，文化渗透入人心

五年来，通过多维度线上、线下培训、宣传等，向全社会树立安宁疗护服务理念，传播相关知识，医疗专业人员和社会公众对安宁疗护的概念和意义有了更加深刻的了解，安宁疗护知晓度、接受度显著提升。截至 2024 年 6 月，全区累计收治安宁疗护患者 7013 人。

【显著成效】

一、吸引社会各界加入，形成全生命周期健康服务品牌

试点工作的成功，吸引社会各界积极加入，形成全生命周期健康服务品牌。安宁疗护中心成为华东师范大学社会发展学院、上海大学社会学院、复旦大学社会发展与公共政策学院的社会工作实践基地。上海春华秋实公益基金会、觉群文教基金会、上海慈善基金会唯爱天使基金等社会力量加入。安宁疗护成为普陀全生命周期健康服务品牌。

二、辐射"长三角"区域，安宁疗护服务加速发展

2022年，承担《上海市安宁疗护发展蓝皮书（2012—2022）》编撰工作，这首部以蓝皮书形式的安宁疗护综合性研究报告，全面系统总结了历年来上海市各区安宁疗护服务以及机构的特色亮点与发展成果，为长三角乃至全国各地区谋划安宁疗护发展与建设路径提供经验支持。

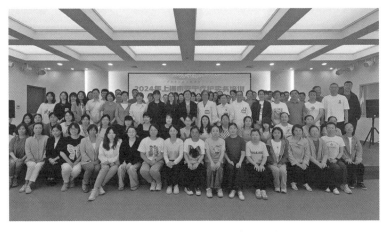

吴颖党员创新工作室承担安宁疗护能力培训

　　组织开展的"长三角安宁疗护优秀案例征集评选""长三角地区安宁疗护工作互学互访"等活动，促进长三角地区安宁疗护协同联动。近几年来，浙江、福建、云南、四川、江西、湖北等省市卫健委及医疗机构相继来院参访交流，接待人数达 8000 余人。

　　工作室"生命慈航"项目荣获中国医院人文品牌建设人文风尚案例、上海市红十字"博爱申城"志愿服务项目、上海市卫生健康行业青年志愿服务项目大赛铜奖等。安宁疗护中心成为上海市医学伦理实践基地、上海市人文关怀心理服务示范点。利群医院"区域联动跨界融合，打造市级安宁疗护示范中心"项目荣获 2023 年度上海医改十大创新举措。"吴颖党员创新工作室"被评为普陀区党员创新工作室、上海市安宁疗护巾帼创新工作室。

关爱零距离 心有艳阳天

上海市普陀区长征镇社区卫生服务中心

随着人口老龄化程度的持续加深，如何给予临终者及其家庭以尊严、安宁与温暖的照护，成为社会关注的重要议题。党的二十大报告提出要实施积极应对人口老龄化国家战略，这其中，安宁疗护服务的重要性不言而喻。自2012年起，中心设立临终关怀科，依托党支部从支部整合资源，构建人文服务"新"模式；党员入驻平台，构建安宁服务"全"机制；党员搭建桥梁，构建志愿服务"联"网络三方面进行创新探索，为临终患者和家属筑起生命尊严的温暖港湾。

【创新做法】

支部整合资源，构建人文服务"新"模式。中心党支部秉持"心若向阳，无惧悲伤"的服务理念，结合中心资源，整合各服务团队优势，创新"向阳小屋"人文关怀工作模式，探索"1+2+3"团队协作模式："1"即"一颗心"的服务理念。通过"心对心"的舒适照护服务，缓解、抚慰临终者的痛苦和哀伤。"2"即"两个专"的服务团队。其一由全科医生、护士、医务社工等组成的专科团队，作为主体性服务队伍；其二由特邀心理专家组成的专家团队，作为提供心理疏导的支撑性服务队伍，确保临终关怀相关服务的科学性、规范性和有效性。"3"即"三个化"的服务目标：一是人文关怀精准化，通过居家签约服务，住院人文查房，详细了解服务对象的需求，有针对性地提供关怀服务；二是资源效能最大化，在改善服务对象"身心损伤度"的同时，缓解医护人员、志愿者的负面情绪；三是生命教育普及化，通过生命教育帮助社区居民树立正确的生命价值观。

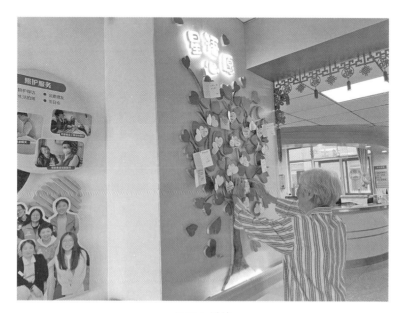

星语心愿墙

党员入驻平台，构建安宁服务"全"机制。中心党支部秉持"预防为主、防治结合"原则，设置"全人关怀"安宁疗护服务平台，党员按各自擅长入驻平台各环节，针对疾病终末期患者及病人家属、医护人员、志愿者等三方面人群的不同特征，分别开展服务。对安宁疗护患者及家属，以"三安"为理念，以"三善"为目标，提供"四全""四道"人生的关怀服务；对长期从事安宁疗护的医务人员，以"天使港湾""瑜你有约"等主题系列活动为载体，纾解他们的心理压力；对安宁服务志愿者，通过组织"志愿者分享会"、设立"爱心银行服务计时"、提供免费体检等，消解他们的压力，增强成就感和获得感。

党员搭建桥梁，构建志愿服务"联"网络。党支部探索"社工＋志愿者"服务模式，开展五大类菜单式服务，累计完成个案辅导309人次、心理辅导 428 人次，举行主题活动 40 余次；在病房建立"星语心愿"墙，由护士定期收集心愿，中心党员志愿者认领并帮助完成；与同济大学医学院安宁疗护志愿服务共建机制。与长征中学共同开展生命教育活动，通过活动学生对生命，对安宁疗护有了进一步的理解，并提交绘画作品 11 幅，感悟 13 篇，原创歌曲 1 首；并为中心安宁疗护医护人员开展心理沙龙活动，缓解焦虑情绪。

【主要成效】

提升科研能力，制定服务规范。开展安宁疗护服务标准化试点，对现有安宁疗护服务标准体系进行全面梳理、分类、归纳和整理，其中也包括了志愿者服务标准。培养全专人才，提升服务能级。以标准化为内核，突出舒适护理特色，以提高安宁疗护照护水平为目标，不断加大安宁疗护全专人才培养力度，安宁疗护科医护人员获得多个市级奖项；作为"全国临终关怀培训基地"，培养了 1200 余人次安宁疗护人才。打响品牌效应，获得多方赞誉。打造安宁疗护文化墙，回顾发展历程，截至目前，安宁疗护科已陪伴近 1700 位患者离世；累计提供 4300 小时志愿服务；患者和家属对医护人员的满意度持续保持 100%，收到 250 余次锦旗和表扬信接受各级各类媒体报道 30 余次，中心安宁疗护科先后荣获上海市青年文明号、上海市巾帼文明岗等近 30 个国家级、市、区级奖项，接待各类参访交流 60 余次，极大提升了中心安宁疗护工作的影响力。

医疗文明服务改善

以患者为中心创新服务模式改善门诊就医体验

上海交通大学医学院附属瑞金医院

在就医过程中，患者经常会遇到由于病因不明而焦灼茫然的困境。面对找不到根源的"毛病"，到底要跑多少科室甚至多少医院才能明确诊断？怎样才能收获最佳治疗方案？怎样才能让看病"一步到位"？

为进一步改善患者就医体验，上海交通大学医学院附属瑞金医院以患者为中心，以切实改善人民群众就医感受为目标，不断提升医疗管理和文明服务水平。医院以疾病为链条打破科室之间壁垒，持续完善多学科门诊的机制、创新模式，组建临床专病诊治中心，为患者提供"一站式"诊疗服务，有效减少患者因多次就诊带来的来回奔波，提高患者就医获得感。

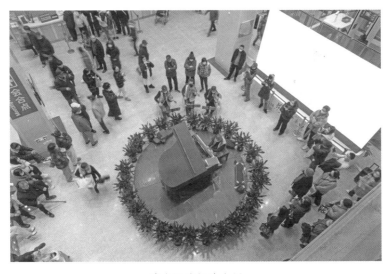

瑞金医院门诊大厅

目前，医院已设立103组多学科门诊，覆盖5510种疾病诊断，为50种不同部位的实体恶性肿瘤和14种血液系统恶性肿瘤提供个体化、精准化、规范化的多学科综合诊疗，2023年接受各类MDT会诊的患者超两万名。同时，针对部分发病率高，严重危害人民群众健康的重大疾病，医院积极优化专科组织形式，整合院内优质医疗资源，积极探索专病"标准化"诊疗中心和多学科"专家化"罕见疑难病诊疗中心等创新诊疗服务模式。这一模式突破传统诊疗局限，通过整合多学科资源，为"原发病灶不明"的肿瘤患者提供了一站式的最优治疗方案。

例如，2024年2月5日成立的甲状腺多学科诊治中心，就是以患者为中心，以疾病发展为链条，汇聚内分泌科、甲状腺外科、妇产科、超声科、病理科、放射科六大科室知名专家，为甲状腺患者提供全程、高效、精准、前沿的治疗与健康管理。甲状腺相关疾病患者同一天可以与所有科室副高以上专家当面交流，当天完成抽血、B超、细针穿刺活检、CT/MR摄片等，并很快得到诊断结果。中心应用病患诊程管理平台，实行甲状腺相关疾病患者诊断、治疗、随访、健康教育和生活指导全周期诊程主动管理，同时精确管理海量甲状腺疾病患者。真正实现从"患者到处找医生"向"医生主动管理大量患者"的模式转变。

而糖尿病代谢病中心（MMC），作为一种慢病规范化诊疗模式，目前已在国内1600余家医疗机构得到推广实施。此外，还开设了帕金森病、肺结节、慢性肺病、慢性肝病、中医未病、甲状腺疾病、全生命周期健康等标准化诊治中心；在疑难罕见疾病方面，开设了乳腺疾病、血液疾病、罕见病、胰腺疾病、肾上腺疾病、垂体疾病、心脏疾病和脑病中心等多学科"专家化"诊疗中心……医院将原来分散在院内各个学科的各种检验检查资源整合在一起，患者在诊疗中心可以一站式完成各项检验检查和治疗项目，不仅让患者减少院内往返奔波，也让专病的诊疗更加标准化、规范化。

面对肿瘤等复杂疾病，MDT团队充分发挥多学科协作优势，针对每位患者的具体情况制定个性化治疗方案。例如在淋巴瘤和细胞免疫治疗领域，通过CAR-T等创新疗法的应用，成功帮助众多复发难治患者获得缓解。同时，依托海南医院的政策优势，为患者快速接入国际尖端医疗资源，拓宽了治疗选择。随着技术的发展，目前医院 MDT 已实现全流程数智化转型。患者可通过互联网门诊便捷申请会诊，专家则利用线上线下一体化平台参与讨论，极大地提升了诊疗效率。此外，绿色通道的设立和当日报告生成机制，确保了患者能够及时获得详尽的诊疗建议和后续治疗指导。

医院不仅惠及院内患者，更形成了可复制、可推广的"瑞金经验"。通过牵头制定管理规范，推动不同亚专科之间的紧密合作，实现了从"患者追着医生跑"到"专家围着患者坐"的转变。同时，通过"一站式甲状腺多学科诊治中心"等创新实践，进一步打破了学科壁垒，提升了医疗服务质量和效率。目前，瑞金医院多学科门诊的服务已超越医院围墙，通过互联网平台为全国各地患者提供远程会诊服务。与此同时，还积极向基层医疗机构延伸，通过区域医联体和互联网门诊的对接，使更多患者在家门口就能享受到高水平的 MDT 诊疗服务。这一模式的成功推广，有望为推动我国医疗服务模式的整体变革贡献力量。

医院将继续坚持"以患者为中心，以疾病诊疗为链条"的理念，不断提升文明服务能级，促进医院高质量发展的同时，进一步改善患者就医感受、提升患者就医体验。

"滴滴"守护，安心输液
——智慧输液助力优质护理服务

复旦大学附属中山医院

一、案例背景

"嘀——11 床呼叫……"病房中呼叫铃声此起彼伏的场景已成为常态，而这些铃声多与静脉输液有关。静脉输液是现代医疗最普遍使用的治疗手段，如何确保输液安全有效成为医疗机构最关心也是最重要的问题。目前医疗工作中输液安全主要依靠护士巡视和家属陪护进行管理，缺乏主动报警和反馈机制，该模式不仅增加护士工作量和家属照护负担，还可能存在巡视不到位、应答不及时、异常状况难发现等问题，不仅会导致管路回血、针头堵塞等问题，还会影响药物效果，产生不良反应，为医疗纠纷埋下隐患。

随着智慧医院建设的高速发展，智慧输液新模式对改善医疗质量、医疗安全和医疗服务具有重要意义。国家卫健委颁布的《关于开展改善就医感受提升患者体验主题活动的通知》强调：加大智慧医院建设力度，运用人工智能技术改善患者就医体验。中山医院护理一支部在护理部的领导下，在智慧护理方面先行先试，形成了"智慧决策""智慧管理""智慧服务"三位一体的全方位智慧护理体系，其中智慧输液项目作为智慧服务中的重要内容，在护理工作提质增效的同时，全面提升了患者就医体验，改善了患者就医感受。

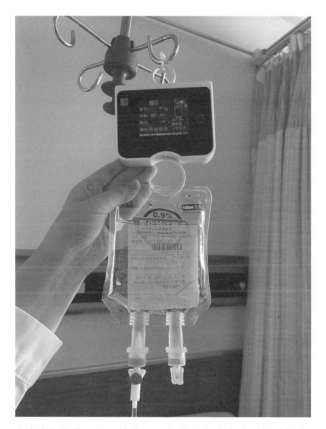

"滴滴"守护，安心输液——智慧输液助力优质护理服务

二、改善方法与特色

前期经过文献研究、政策规划、临床调研，明确智慧输液建设需求，由护理部和信智部牵头，联合设备科、总务处等共同设计开发出符合临床真实输液情境的智慧输液系统。从 2022 年开始部署，2023 年 3 月正式上线，目前我院外科病区已全部完成部署并正式投入使用，涉及多个临床科室，包括普外科、胸外科、血管外科、神经外科等。

该系统由输液监测器、5G 专网、电子看板、输液监测平台、呼叫预警系统构成。输液监测器突破以往单一输液模式，集成普通输液模式、输血模式、遮光模式、手术室带药模式、管路冲洗模式、中途换药模式共六种输液模式，更加贴合临床输液情境需求。机体采用悬挂式重力感应器，精准匹配补液规格，小巧便携，方便患者早期下床活动，有利于推进实施加速康复。

通过绑定床位号，智能输液监测器可以实时监测输液总重量、已输液重量、剩余重量、已输液时间和输液滴速等，并实时同步到输液监测管理平台。通过警戒值设定，当输液中止、输液量低于设定值时，系统会自动通过医呼通及时传送到该患者的责任护士知晓，实现了输液的集中监控、专人管理和规范服务，使输液管理更科学、安全，改善了患者和家属的输液体验。

本案例中应用的智慧输液系统将智能呼叫预警与智能输液技术相结合，为国内首创。通过病区智慧决策系统、输液监测系统和医呼通实现呼叫联动和余量预警联动，精准提醒到责任护士且精准提醒输液余量，减少患者等待时间及等待过程中产生的焦虑感和不确定感，实现为住院患者提供由被动呼叫向主动服务转变的个性化优质护理服务。

三、取得成效

智慧输液系统致力于优化护理流程，突出责任到人，改善患者体验，已成为智慧病房智慧服务的重要组成部分。经统计，应用智慧输液系统后：护士站响铃次数由原来 125.1 ± 46.8 次 / 天减少至 8.9 ± 3.2 次 / 天，改善了病房输液环境，为患者打造出"安静"病房；平均每次响铃处理时间由原来 3.8 ± 2.6 min 降为 2.3 ± 1.7 min，护士工作满意度由原来 89% 提高至 95%，患者满意度由原来 92% 提高至 98%，提高护士工作效率和工作满意的同时改善患者输液体验。

本案例开展期间针对软件系统开发已申请 4 项软件著作权，获批院级课题 1 项，多次参与大会发言进行学术交流与应用推广，培养护理信息化硕士研究生和专科护士各 1 名，形成基于智慧输液系统的临床输液新模式和新流程、智慧输液护理管理制度。截至目前，共接待来自国内 26 批，约 600 人次参观学习，包括国家、上海市卫健委、上海市健康促进中心、香港大学代表团等；接待来自美国杜克大学等 2 批代表团来院参观学习。

　　智慧输液系统的从开发到应用，真正实现了"滴滴"智慧守护，为患者提供专人、专业、安全的优质服务，保证了输液安全，对护士而言，优化工作流程，减少工作负担，以智慧化病房建设在国内的先行先试，促进高质量护理和优质服务具有引领作用。

"智"惠长者，老有所"医"

——复旦大学附属华山医院构建老年友善医疗场景的实践

复旦大学附属华山医院

医院的持久生命力，在于对时代的关怀，在于回应百姓的需求。对患者友爱，将患者放在心上，是华山医院发展中的永恒主题。如今，随着智慧医院、智慧门诊的迅速发展，"一部手机跑医院"让看病更便捷、更高效，然而不少老人对新事物有恐惧感、抗拒感，更多老人则是有心学、没人教，对智慧医疗、智慧服务的使用率很低。

在华山医院倡导的友善文化牵引下，医院努力关注老年患者的需求，照顾每一位老年人的感受，并将此作为医疗文明服务改善的落脚点，构建老年友善的医疗场景，让智慧医疗、智慧服务、智慧管理的红利真正"惠及"老年人群。

一、老年智慧课堂提供最暖"银发关爱"

让老年人"卸下心防、拥抱智慧"，得让一部分老年人先"智慧"起来。华山医院在门诊设立智慧门诊长者服务中心"老年课堂"，开设各类课程22门，以"一对多授课，一对一指导"的形式，手把手为老年人群讲授互联网医疗服务流程及智能操作程序，引导老年人使用便捷就医相关功能，帮助适应现代化就医模式。

医院还用"就医积分"串联就诊全周期，推出围门诊就诊生态圈建设，鼓励老人预约就诊、按时来院、参与门诊课堂、使用智慧门诊并给予相应积分奖励，换取包括环保袋、陪诊服务、打折优惠等老人喜闻乐见的礼物，形成以"礼"带"学"、老年友善的良好氛围，越来越多的老年人在志愿者的帮助下，愿意体验和尝试智慧医疗带来的便捷，不再抗拒和恐惧。

二、手机"助老模式"陪你一起慢慢变老

教会老人用一部手机在线完成门诊预约挂号的同时，针对老年人群在使用过程中提出的"看不清、找不到"等问题，医院专门推出"助老模式"，设计上采用大字体、大按键、强颜色对比，界面更清晰、更好认、更易用；功能上重点突出了门诊预约、候诊查询、报告查询等核心功能。界面有取舍，避免了"寻寻觅觅"的漫长过程。

此外，针对老年人群还推出了"长者快捷预约入口"，设有老年医学科、骨质疏松专病、中风专病、帕金森专病等多种专门针对老年人的门诊挂号类型，实现老年常见病、慢性病预约一键直达。

三、老年智慧医疗志愿服务全流程温馨相伴

医院联合静安寺街道老年协会，持续扩大志愿者队伍，开展华山医院智慧医疗和互联网医院专项培训。每个时段、每个门诊岗位都覆盖到老年志愿者，由老年志愿者带动老年患者使用智慧设备，引导使用自助机、协助互联网配药、机器取报告、预约专家号等服务，形成"老老互助"的示范效应，这就是"耆乐拾光"老年智慧医疗志愿服务项目。

此外，门诊还有院内党员倾听志愿服务、"爱心接力"陪诊服务、学雷锋志愿服务岗等，覆盖患者从挂号、就诊、检查、取药、出入院等就诊的所有流程，橙色的志愿者马甲给了老年朋友最温馨的陪伴。

四、为老年人群打造"15分钟就医咨询圈"

华山医院携手上海电信，尝试面向居家、社区和机构的智慧医养结合服务，开展"居家医老IPTV"和"数字公话亭"等老龄健康医养结合远程协同服务；为老年患者提供血压血糖等健康指标的变化趋势一键查询、医院号源信息及挂号问诊自动链接、健康科普讲座一键播放、患者按时用药自动提醒等老年健康服务；让老年人通过遥控器，在电视大屏上就能轻松享受互联网在线诊疗服务。链接医院预约、挂号、便民查询等功能的数字公话亭，使每一位老年人不出社区即可实现预约挂号，为老年人群打造了"15分钟就医咨询圈"，通过精细化服务和人性化关怀，全力提升老年患者幸福感和便利感。

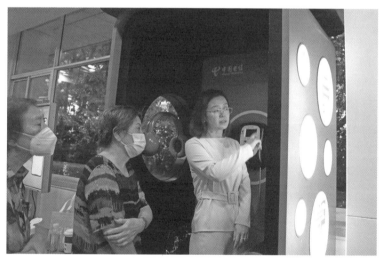

hello老友亭链接医院预约、挂号、便民查询等功能，打造15分钟就医咨询圈

智慧医院与老年友善不是矛盾体，更不是"反义词"，华山医院探索构建院前全流程衔接、院中全方位无断点、院后全周期整覆盖的老年友善就医场景，践行了华山医院的友善文化，助力老年健康服务高质量发展，进而实现"智慧医院"与"老年友善"的双向奔赴。

公济 411 文明服务链式实践体系

上海市第一人民医院

改善医疗文明服务，提升患者就医体验，打通人民群众看病就医的堵点瘀点难点，是当前卫生健康行业尤其是公立医院最为紧迫且重要的任务之一。长期以来，上海市第一人民医院高度重视并持续推进医疗文明服务改善工作，相关服务品牌先后获"上海医改十大创新举措""上海市卫生健康系统创新医疗服务品牌"等奖项。

2023 年，市一医院以党的二十大精神和习近平文化思想为指导，以深入开展学习贯彻习近平新时代中国特色社会主义思想主题教育为契机，以医院精神文明工作为抓手，重点聚焦"员工文明服务"这一文明创建工作中的"堵点""难点"，启动"文明服务提质行动"专项工程，持续驱动医疗文明服务能级提升。

该项目按照各级文明单位创建及《关于开展改善就医感受提升患者体验主题活动的通知》要求，通过构建"411"文明服务实践体系（4 即：四方职业道德建设矩阵构筑；1：一条链式闭环管理流程升级；1：一批数智融合服务举措落地），进一步激活医务人员文明细胞，增强人民群众就医获得感、幸福感、安全感，助推医院高质量发展，为上海卫生健康文化建设贡献力量。

一、构筑职业道德建设四方矩阵，激活公济医者"文明细胞"

构筑以"医德医风"评价系统、"文明典型"选树机制、"道德讲堂"培训模式、"大医公济"引导路径为四大支点的职业道德建设四方矩阵。

一是健全基于 HRS 的数字化动态管理医德医风考评体系。自主开发建设了基于信息化手段、大数据分析的医德医风管理系统，健全衡量评价体系。不断推进医德医风考评系统在医院党支部考核、人才培养、干部聘任、绩效管理、行风建设等管理链中的支撑和保障作用。

二是建立持续选树弘扬各类精神文明先进典型宣传机制。成功选树获评"中国好医生""全国三八红旗手""上海好医生""上海好护士""医德楷模""最美服务窗口"等一批全国、上海精神文明职业道德先进典型。

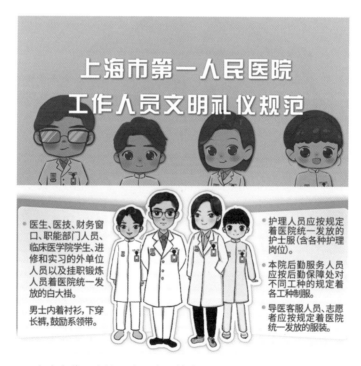

上海市第一人民医院公济医护卡通文明形象正式对外发布

三是升级"道德讲堂"培训模式，从线上延伸至线下，创新推出"优质文明服务培训"专项。在上海医药卫生行风建设促进会、上海市卫健委12320 卫生热线中心等部门的指导下，针对医院 12 类临床一线窗口人员分批开展"提升职业素养，塑造文明形象"专项文明服务培训，包括线下情景式实操培训、新员工入职专题培训、月度讲评会定期培训等方式。同时在虹口院区及松江院区成立两支文明服务宣讲团，积极倡导职工践行文明修身提质行动。

四是优化"大医公济"引导路径，开展"寻找身边的医德微光、公济暖医"活动，以发现医德典型、文明服务优秀案例为抓手，在官方主流媒体策划系列专题报道 158 期。营造学有榜样、行有示范、赶有目标的浓厚氛围。

二、新修工作人员文明礼仪规范，提升"链式管理"工作实效

一是进一步凝练总结六大管理机制，即党政双组长机制、专家委员会机制、院内全联动机制、巡访整改工作机制、月度讲评工作机制、考核奖惩工作机制。同时新修《上海市第一人民医院工作人员文明礼仪规范》，规范共计 2582 字，涵盖着装行为规范、仪容仪表规范、服务礼仪规范三大方面，面向 10 个大类医院工作人员。专项制度，内容涵盖全院工作人员。推出公济医护卡通文明形象宣传片，在院内开展全院、全员、全面的制度宣教。

二是聚焦文明服务现存短板及普遍问题，推进巡查 – 整改 – 督办 – 讲评 – 奖惩工作机制落深落细。对标专项制度，由院精神文明建设委员会与院精神文明考核小组持续开展巡查考核，对文明巡查中出现的不符合文明礼仪规范情况，当场进行教育整改，通报讲评，奖惩结合。

三、探索应用新质生产力，数智融合服务举措悉数落地

医院于 2020 年率先在全市成立首个独立建制的患者体验处，创新提出患者体验"四个一件事"系统工程，打造患者体验四大服务体系，通过管理

创新驱动服务创新，实践取得显著成效。近两年，医院作为上海市智慧医院建设试点单位、上海市老年友善医疗机构，还以探索应用新质生产力为抓手，努力打造百姓看得见、摸得着、用得上的智慧医院。一是全面推进"便捷就医服务"数字化转型，推出全市首个"AI 陪诊师"。二是以 2023 年虹口院区智慧诊疗新大楼启用为契机，在全市探索首创未来诊室、智慧运营指挥中心、智慧病房等应用场景。三是积极推进智慧适老化改造，推出健康管理人、在线云陪诊、互联网医院进驻养老院 / 银行等适老化升级服务，其中"互联网 + 老年医疗服务"工作案例作为卫生系统代表入选 2023 年市委主题教育简报。两年多来，医院推动 10 余项医疗文明服务改善举措落地实施，获人民日报、新华社、解放日报、文汇报等报道 30 余篇次。

"硬"技术匹配"软"服务，打造上海肿瘤治疗新名片

——上海市质子重离子医院（门诊）临床助理服务模式改善患者体验

上海市质子重离子医院

一、医疗机构介绍

上海市质子重离子医院作为国内首家开展质子重离子放射治疗的医疗机构，自 2015 年开业以来，秉承"医疗质量和患者体验并重"的原则，一手抓规范化精准治疗，一手抓提升患者就医体验和满意度，构建起完整的质量控制体系和以"临床助理"为特色的患者服务体系，在治疗量连年攀升和重点病种控制率、生存率明显优于普通放疗的同时，患者满意度始终保持在 99% 以上。

二、质子重离子放疗就医流程和患者特点

（一）就诊过程"三长一短"，即入院前准备时间长、住院治疗时间长、出院后随访时间长、上机治疗时间短。与其他诊疗方式相比，质子重离子放疗需经历诊前咨询和预约、门诊初诊、MDT 多学科门诊、四方谈话、定位制模、医师勾画靶区、物理师制作放疗计划、医师审核计划、物理师验证计划、呼吸或其他治疗前训练等诸多环节，流程长达 6—8 周。

（二）患者特点：1.患者来源广，文化差异、年龄层次跨度大。2.全部为肿瘤确诊患者，往往已经过数个医院的诊疗，各类诊疗资料繁杂。3.个性化程度高，可收治 50 个肿瘤类疾病，每个疾病需要准备的资料和综合治疗方案也有较大差异。4.患者往往伴随不同程度的焦虑、疼痛和营养问题，需要专业化的综合指导。综上，虽然每年门诊量不足万人，但每个患者都需要医院根据各自的不同情况，提供个性化、专业化的服务。

三、基于流程和患者特点分析，借鉴国内外经验，形成"临床助理"服务模式

（一）临床助理既助医生也助患者，是制度设计的初衷。首先是服务医生，做医生的助手。专科临床助理固定服务专科医师，协助完成部分医疗辅助工作。其次是服务患者，做患者流程和事务性服务的"枢纽"，实现患者就医"诊前有人管，诊中有人帮，诊后有人跟"，避免患者和家属有问题无处可问，及时缓解焦虑。

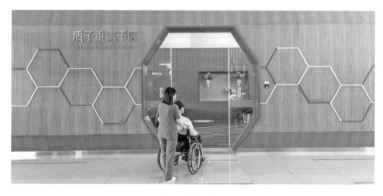

引导协助患者

（二）临床助理工作的具体内容：1.信息沟通类：患者可以通过专线电话、智能导诊平台与临床助理建立联系，就医流程和各类信息都由临床助理进行"一对一"的通知、提醒和确认。2.医疗辅助类：收集整理患者的各类病史资料，并将部分病史资料录入患者病案，初步完成问诊并做好记录和提

示，安排患者检验检查。3. 现场引导和伴诊服务类：对没有家属陪同或者需要特殊照护的患者，提供全程引导和伴诊服务。4. 保险事务类：需要外地医保或者商业保险报销的患者，由临床助理按照不同要求复印、整理相关病史资料和发票及明细等，协助患者完成保险报销事务。

（三）在实践中发展完善：从商保患者试点后，推广到普通患者，临床助理模式实现院内全覆盖。临床助理最初只为商保患者提供服务，后续根据商保患者 100% 满意度的良好反馈和不断总结，目前已经覆盖到本院所有患者。

四、临床助理的角色定位

临床助理的角色定位，可以总结为"客服 + 护士 + 专科医师助理"。首先，临床助理承担了"客服"的工作，负责联系患者，进度和流程对接；其次，临床助理负责执行门诊医嘱，预约检查、抽血化验、发药注射等门诊护士的工作；第三，负责医疗辅助工作，对照诊疗规范初筛患者，整理患者医疗资料，录入部分客观病史等。所以说，临床助理是提供综合服务的专业技术岗位。

五、临床助理模式效益分析

（一）对患者，做好患者就医的"助手和管家"，助力患者满意度维持在99% 以上的高水平。

（二）对医院，临床助理专科化，承担部分专科辅助工作，节约医师时间，进而节约人力成本。经初步测算，为相关临床科室节约人力成本 20%以上。

（三）对临床助理个人，通过专科化培养和服务技能的提高，临床助理个人综合能力也得到全面提升，更好地适应服务患者和医院的各项工作要求。

六、借鉴意义

根据本院的实践，临床助理和专科医师比例为 1∶3.5，一个临床助理在一个时间段内最多服务 15—20 个患者；对于高端医院或者商业保险客户，临床助理模式有一定的参考价值；对于医院集团内多点执业的医师，临床助理模式也能提供帮助。

医患双向奔赴，护佑"好孕"之旅

上海市第一妇婴保健院

来一妇婴，接"好孕"。作为上海市分娩量最大的妇产科专科医院，上海市第一妇婴保健院聚焦孕产妇"孕育旅程"需求，通过线上、线下双向融合，医患携手共创，打造了"好孕"系列品牌服务项目，搭建从备孕到产后全周期健康服务体系，为孕产妇提供更加专业、便捷、综合的服务，增强孕产妇就医获得感和幸福感。

"好孕"开放日项目，为备孕和早早孕家庭敞开医院的大门，通过专家科普讲座、沉浸式参观和咨询互动，帮助备孕家庭及早了解医院，做好孕育充分准备，提升患者诊前体验。迄今已举办10期，惠及上千家庭。

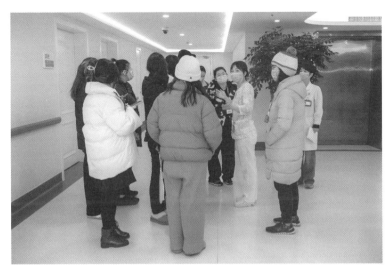

"好孕"开放日：备孕家庭沉浸参观医院环境

"好孕"体验官项目，招募热心孕妈成为医院的"另一双眼睛"，通过本人产检周期内与医院的深度互动，持续参与医院服务流程改善和创新，协助改善患者诊中体验。四届体验官共 102 位准妈妈参与，协助推动服务优化 15 项，创新服务 8 项。

"好孕"私享会项目，搭建医患间和同伴间交流平台，分享、讨论孕妈最关心的话题，丰富孕期生活，增强社会、家庭系统支持，促进孕妈身心健康水平。

"好孕"说系列科普，聚焦孕妈实际经历和需求，改变由专家单向科普输出的传统形式，通过专家和孕妇代表对谈共创科普内容，做孕妈们听得懂、听得进的科普。

为了提升孕产全周期管理的精准化、数智化水平，医院融合线下场景和孕妈需求，强化数据要素赋能，创新开发了一款覆盖孕产全周期管理的智慧管理工具——"孕程管家"，通过全服务聚合，为孕产妇提供孕产全周期智能规划、产检引导以及家庭自我保健等服务，保障母婴健康。至今，已有 3 万人上线使用。

在线上、线下相融的"好孕"项目实践过程中，医院始终将孕产妇作为紧密合作者，以开放的态度邀请孕妇伙伴深度参与各项服务的创新和优化之中，共创孕产服务新价值；打造美好孕育新体验。

一路变三路　群众少跑路

——上海四院开通"便民班车"让百姓跨区就医更方便

上海市第四人民医院

上海市第四人民医院牢牢把握主题教育"学思想、强党性、重实践、建新功"的总要求，坚持把为民办实事作为主题教育的重要内容。为解决医院周边几公里范围内多个街道居民就诊交通困难的实际问题，医院在前期开通一条免费医疗班车服务的基础上，通过主题教育进一步深挖瓶颈根节，拓展优化便民班车线路，最终便民就医班车线路从一路变三路，切实提升了更多患者就医便捷度和就医温度。

一、背景介绍

2020 年 8 月，医院搬迁至三门路新址，四川北路附近的居民得知家附近的医院要搬迁，曾经一度很焦虑，因患慢性病习惯于找院内固定医生就诊，可新地址距离地铁站较远，直达 21 路公交到站后还得走很久，交通颇为不便。医院刚刚搬至三门路没多久，类似的"求助信息"便纷至沓来。为方便患者就诊，实现新老院区顺利过渡，医院再三思量，自 2021 年 10 月推出免费医疗班车服务，开通一条由南向北的便民班车线路，为虹口区四川北路街道沿线有就医需求的百姓提供免费接驳班车服务，赢得百姓欢迎和好评。

二、做法成效

（一）深入调研掌握居民新呼声

通过"四百"大走访，了解到由于医院地处虹口、宝山、杨浦、静安四区交界处，不少居民希望班车线路能够扩充优化，提高覆盖面。其中，三门支路附近的居民需求最为急迫，因为纵向铁路的存在，三门路被一分为二，成了断头路。东侧的居民要前往西侧的四院，必须从铁路的地下通道走，爬数十阶台阶，否则就得多绕行近 2 公里。与此同时，医院作为上海市首批区域医疗中心的"医联体"建设也进一步挖掘了社区卫生服务中心的接驳需求，曲阳路街道社区卫生服务中心提出希望班车能够绕行的需求。对此，医院以点带面，专门组建调研工作组，深入走访周边宝山、杨浦、静安等街道社区和乘车百姓，详细了解到关于班车线路时间、范围、班次等方面意见建议。

（二）实实在在优化班车运营新方案

一是千方百计优化班车线路。坚持以百姓群众需求为导向，在多次调研和实地走访基础上，重新设计规划线路，最终调整并确定如今的"虹口线""临汾线""高境线"等 3 条线路共 39 个站点，串联起周边交通不发达的小区、社区卫生服务中心、市民驿站等，扩大了线路服务范围，满足了广大市民的需求，方便百姓就医出行。目前，每天乘坐便民班车人数约在 50 至 70 人左右，最高峰达 80 人。二是想方设法增加班车班次。为顺应患者就医的实际需求，医院调整并增加车辆班次，每天 7:30、8:40、13:30，从医院开出的 3 条线路前往不同方向接患者入院就诊，11:15 和 16:00 还负责将就诊完毕的患者们送回原处，这一便民举措赢得了患者的一致称赞。

（三）用心用情拓展班车服务新功能

将就医班车打造成为医疗服务的延伸空间，从细节处着眼，精心拓展班车服务功能，提升医院医疗服务能级。医院设立班车社群，群里除了常坐车的患者咨询车辆运营信息服务外，还有工作人员积极解答各类医疗信息咨询，安装可视化智慧平台，普及健康科普知识，在车上增设屏幕、雨伞等新的便民服务。发挥医务党员志愿者队伍作用，定期开展医疗咨询、健康科普及满意度测评并持续改进，全方位地为患者提供服务。

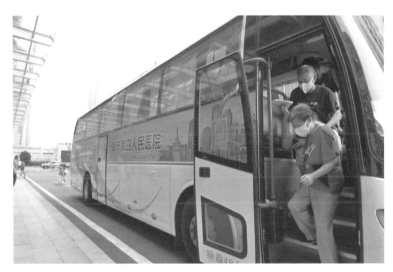

便民班车（送居民到医院门诊）

医院始终坚持公立医院公益性办院方向，聚焦服务民生，在找准推动"高质量发展"方向上发力，提高政治站位，拓宽思路，开阔眼界，把为人民群众服务的标准和要求统一到医院高质量发展的全局部署上，统一到新时代加强公立医院党的建设总体要求上。聚焦便民利民，在解决群众就医"最后一公里"上发力，推进为民服务举措的不断创新和优化，真正为百姓就医提供优质便捷医疗服务。聚焦惠民福民，在增加人民群众获得感和幸福感上发力，把"创新举措、优化服务"作为深入开展医院主题教育的重要途径，成为扎实开展"我为群众办实事"的重要抓手。

线上线下齐发力，医疗服务更便民

上海中医药大学附属龙华医院

随着医疗技术的不断进步和患者需求的日益多样化，传统的医疗服务模式已难以满足现代医疗的需求。龙华医院不断探索创新服务模式，以提高医疗服务的质量和效率，满足患者的个性化需求，提升患者体验。围绕患者看病就医全过程，针对不同年龄层的患者群体，制定个性化医疗服务，为人民群众提供流程更科学、模式更连续、服务更高效、环境更舒适、态度更体贴的医疗服务，进一步增强人民群众就医获得感、幸福感、安全感。

一、化繁为简，门诊一站式服务让您"医"路畅通

为进一步推进改善就医感受，提升患者就医体验，龙华医院在门诊五号楼二楼打造"一站式"服务中心，将"大病医保办理""多功能集中预约""咨询服务""银杏助老"功能整合。此服务中心亮丽醒目，浅蓝色的宽大柜台给人以舒适和谐的视觉感受，在医院门诊人流量最多的方位承担起院内就医相关咨询，成立以来受到广大患者的好评，也大大简便了患者整个就医流程，现已成为门诊的标杆地。一站式服务团队提供同质化接力服务，以"一站式"服务中心为辐射点，另外连接至各分诊台37个服务点共同对接，全院各门诊流程网格化管理，做好对每一位患者的细致服务。服务中心的老年友善服务点，针对无智能手机或不愿意使用智能手机的老年患者，提供全流程人工服务；对于有智能手机，但使用不熟练的老年患者，服务中心设立

"银杏驿站"，为老年患者提供智能就医一对一辅导。

二、诚暖银杏，倾力打造老年友善贴心服务

上海中医药大学附属龙华医院始终关注老年人的就医需要，创新服务模式以提升老年患者体验。我院着力打造"银杏"助老为主题的老年友善医疗机构服务模式，为老年患者的门诊、住院提供悉心、暖心、安心的诊治和服务，受到老年患者的一致好评。2023年，我院成功申报老年友善示范型医院。对老年患者进行分层次管理，提供银杏社区课堂、银杏热线、银杏驿站、银杏课堂（院内）等"银杏系列"服务。智能就医助老服务点——"银杏驿站"为老年患者提供智能就医一对一辅导，手把手教老年患者如何玩转智能手机就医，如手机预约、查报告，互联网门诊配药等，持续服务患者4万余人次。

三、数字化转型，让"数据跑""信息跑"代替患者跑

2023年，龙华医院以"便捷就医服务"数字化转型为目标，顺利完成智慧医院"三统一"建设改造，"上海市级医院智慧应用大厅"的全面上线，并升级优化便民自助机系统，让"数据跑""信息跑"代替患者跑，以患者需求为根本出发点，打造智慧、便捷、有特色、有温度的优质医疗健康服务。同时整合院内业务系统入口，构建统一智慧应用大厅。龙华医院按照《市级医院统一系统应用大厅基本功能规范（试行）》"医门户、医桌面、医容器"理念，全员参与、全院同心，完成了对院内业务系统"多入口"的深化改造，在所有科室全面上线统一智慧应用大厅。系统面向院内医护人员、管理人员等不同条线和角色的工作人员，提供标准化、统一化访问授权和一站式信息服务，同时结合自身实际内置门诊医生工作站、住院医生站、院内感染、疾病监测报告管理、手麻系统、处方点评、不良事件等个性化应用门户，极大便捷了院内各类业务的开展，推动了高水平现代化综合性中医院的

规范化、精细化和科学化管理。

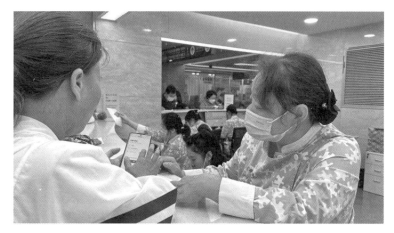

咨询服务一站式，为老年患者提供智能就医一对一辅导

四、"区块链技术"实现代煎中药饮片全流程追溯

上海中医药大学附属龙华医院作为上海市代煎处方量最大的中医医院，历来把保障患者用药安全作为医院中医药服务的首要目标，医院在上海率先开展中医药代煎服务，为患者提供具有严格质量控制的代煎中药饮片，为现代都市人群提供方便、高效、优质的中医药服务。自 2022 年 8 月 1 日开始，在上海"便捷就医服务数字化转型 2.0 工作方案"的指引下，医院继续围绕便捷就医服务进行了深入探索，在"随申办"上，率先开通了中药代煎查询服务，将原先在医院微信公众号上的中药饮片配方信息和代煎药信息，结合"区块链技术"推送到"随申办"平台，同时在上海市各级主管部门和行业协会的支持下，医院试点通过"随申办"移动端即可查询本人代煎中药饮片的操作信息，实现了患者代煎处方的浸泡、煎煮、封包的全闭环管理，最大限度地实现了用药安全和代煎处方质量保障。

通过不断提升服务质量，我院致力于不断改善患者就医体验，"以患者为本"的服务理念贯穿于医疗服务的全过程。从患者视角出发，与患者换位思考，有效提升服务质量和效率，给人民群众尤其是老年患者提供了一个更便利、更友善的就医诊疗环境。

"沟通驿站"：将投诉变倾诉

上海市浦东医院

2021 年，国家卫生健康委、国家中医药管理局联合发布《关于印发医疗机构投诉接待处理"十应当"的通知》，要求进一步规范医疗机构投诉接待处理，把问题化解在萌芽状态，保障医患双方合法权益。"十应当"第一条具体指出：应当建立一站式投诉解决模式。浦东医院党委深入一线，通过调查研究，发现医院的投诉管理工作在场地、流程、人员等方面均有改进的空间。通过对医患纠纷与投诉案例进行梳理、分析后发现，很多投诉与纠纷源于对看病流程的不熟悉或是在就诊过程中的沟通不到位，并非真正的医疗问题。因处理无门，导致患者就医感受度不佳，故而产生投诉。

基于以上背景，为破解医院投诉管理中的难点和堵点，浦东医院坚持问题导向，从服务细节出发，将医患沟通延伸至就医流程前端，构建"沟通驿站"这一新型沟通平台。以投诉管理为抓手，医调变沟通、投诉变倾诉，持续改善就医感受提升患者体验。

第一，环境上：在门诊专门辟出一隅，墙面粉刷成纯净的白色，定制方便沟通的小型吧台，配以对称格栅、田园风装饰画、医患沟通树等，改造成温馨的"沟通驿站"。

第二，架构上：医院投诉管理由分管领导条线抓，调整为主要领导亲自抓，制定并发布《医院投诉管理实施办法》，重新修订《医院投诉管理制度》，明确了"统一受理、归口处理、属地管理"的原则，同时设置投诉管理领导小组与工作小组，定期召开会议，以最快的响应速度、最强的办理力度、最暖的服务温度回应患者诉求，努力从源头上减少患者诉求，解决患者在就医过程中遇到的急难愁盼问题。

第三，人员上：投诉管理工作归口于文明办，医院成立医患沟通办公室（简称沟通办），下设于文明办。人员构成采用"2+X"模式即 2 名医患沟通办公室专职人员和职能科室每日 1 名轮值人员。专职人员负责接收、记录、归口转办、处理患者的投诉。同时，通过"我为医院代言"——职能科室到一线零距离行动，管理部门全员"轮岗制"参与，每天选派 1 名优秀管理人员驻守"沟通驿站"，为患者及其家属提供耐心、细致、及时的沟通解释，包括咨询、求助等，为患者提供及时、有效的回应和处理建议，实现服务关口前移。

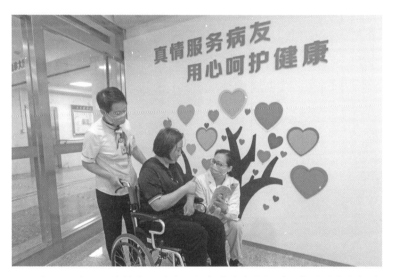

2023 年 9 月沟通驿站轮值人员为现场求助的患者提供温馨的陪伴与帮助

第四，机制上：为了及时反馈患者意见与建议及各类诉求，沟通办对转办至各条线的投诉跟进处理解决情况，做到投诉闭环处理。不断提高管理水平，加强医疗风险管理。此外，文明办定期对沟通办、"沟通驿站"受理的问题进行梳理汇总，对面上普遍性、集中性问题和患者关心关注的重点事项，分类归集形成问题台账，按照属地原则向职能部门反馈，对突出问题，立即研判，形成专报，直接送到院领导和各科室负责人案头，为决策提供参考。通过五个"1"(每周1次投诉汇总、每月1次责任定性、1次原因分析、1次会上通报、1次专项考核),三个"谈"(沟通办访谈、多部门约谈、院领导访谈),推动从"解决一件事"向"解决一类事"转变。

通过'沟通驿站'这样的服务前置,让患者的不满情绪在一张椅子、一杯热茶的氛围下得到舒缓,通过温馨的环境、耐心的倾听,把患者的投诉转变为向医护人员的倾诉。据统计,"沟通驿站"自开通以来,平均每月接待咨询求助意见建议1000多件,全年累计现场接待患者12000多人次。改进就医签到流程、叫号系统、候诊区信息显示设备相关问题30项;全年协助解决患者求助困难215次,处理现场诉求97件。

此外,"沟通驿站"经验做法在《人民日报》《央视总台》《健康时报》上海总站等多家主流媒体专题报道。案例作为主题教育正面典型案例在"浦东卫生健康"专题宣传,在《中国医院院长》人文专栏专版刊登;荣获了2024年浦东新区党建高质量发展项目大赛一等奖,上海市"提高医疗质量安全、提升医疗服务水平"优秀案例提名奖,多次获得患者和家属感谢锦旗。

"医路伴您"：点亮就医之路的温暖之光

上海市宝山区仁和医院

一、引言

在当今快节奏的社会中，医疗服务的需求日益多样化和复杂化。对于一些患者，尤其是老年人、残障人士、外地就医者等特殊群体，独自就医面临着诸多困难和挑战。为了提升医疗服务的人文关怀，改善患者的就医体验，宝山区仁和医院在区卫生健康工作委员会指导下，推出"医路伴您"党员志愿者陪诊服务，为患者的就医之路注入温暖与希望，助力卫生健康系统文化建设。

二、背景与目标

（一）背景

宝山区仁和医院地处宝山区张庙街道和庙行镇交界处，周边人口老龄化现象突出。作为宝山区老年医学中心，医院就诊人群中半数以上为高龄老人，大多数老人在就诊时都会出现找不到诊室、无法适应便捷支付、难以完全陈述病情等等问题。此时，志愿陪诊服务的构思便在医院决策者的脑海中产生。医院深知，卓越的医疗服务不仅在于精湛的医术，更在于贴心的人文关怀。2024 年 6 月，为加快建设美丽、便利、人文、平安的"四个城区"，打造与"国际化大都市主城区"相匹配的功能、品质和形象，仁和医院推出"医路伴您"党员志愿陪诊服务，组织党员志愿者解决群众的急难愁盼问题。

（二）目标

为特殊患者全程护航，排忧解难。舒缓患者及家属的心理压力，提升就医满意度。增进医患和谐，塑造医院的良好形象。弘扬志愿精神，汇聚社会爱心力量。

三、"医路伴您"陪诊志愿服务实施

（一）志愿者招募与培训

广泛招募：通过多元渠道，如医院内网、周边居民区党组织等，吸引医院职工、周边社区的党员和热心群众参与。专业培训：仁和医院党办联合门办，从理论知识架构到现场了解全方位对志愿者进行了集中培训和一对一培训。打造志愿者行为规范，集中培训医院门诊环境布局、就诊流程、风险防范、门诊礼仪、陪诊安全、沟通艺术等相关知识，实地深入了解医院门诊各大区域，熟悉患者日常就诊的具体流程。为了进一步提升志愿者的服务意识和服务能力，项目还对志愿者进行了一对一的指导培训，以老带新的方式辐射培训了一批专业的志愿者。

（二）服务对象与内容

精准服务对象：聚焦老年人、残障人士、孕妇等。丰富服务内容：（1）预约挂号：助力患者提前规划，择取适宜的就诊时间与科室。（2）就诊引导：于医院内引领患者前往对应科室，协助办理缴费、检查与取药等事务。（3）心理支持：陪伴左右，倾听心声，给予慰藉与鼓励，驱散紧张与焦虑。

（三）服务流程

患者申请：患者或家属可通过服务热线、门诊服务台等提出陪诊需求。服务安排：医院管理部门依患者需求及志愿者排班，精心匹配。服务开展：志愿者按时与患者会面，开启温暖陪伴。服务中保持良好沟通，及时解决问题。服务反馈：结束后，患者评价服务，医院据此改进提升。

四、陪诊志愿服务的显著成效与深远影响

"医路伴您"党员志愿者陪诊服务，推出两月，服务 60 余位患者，患者反响良好，不仅解决了他们在独自就诊时遇到的"困境"和"烦恼"，也提高了就诊效率，减少了盲目等待的时间，改善了就医体验。患者的反馈更坚定了志愿者的信念，越来越多的志愿者在服务的实践活动中收获着来自内心的满足与幸福。项目通过多方联动，以点带面，力求持续改进，追求卓越，传递崇高的志愿精神，也是"仁爱、和谐、求实、奉献"仁和院训的充分体现。陪诊服务彰显了"以人为本、关爱生命"的理念，丰富了医院文化内涵，职工的职业荣誉感与团队凝聚力与日俱增。

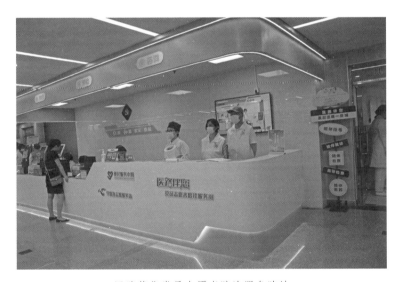

医路伴您党员志愿者陪诊服务阵地

五、未来愿景

陪诊志愿服务是卫生健康系统文化建设的重要篇章，是提升医疗服务质量、构建和谐医患关系的有力举措。未来，宝山区仁和医院将持续优化服务机制，拓展服务范畴，提升服务品质，为更多患者带来温馨、高效、便捷的

就医体验。同时，期望自身的探索能为同行提供借鉴，携手推动卫生健康事业发展，守护人民的健康福祉。

爱心守护　医路陪伴

上海市奉贤区奉城医院

　　为了全面提升患者就医体验的便捷、高效和舒适化，奉城医院党委推出了"医路陪诊"服务，组建党员志愿者队伍做患者的"临时家人"，覆盖患者从门急诊到住院一条龙的高质量优质医疗服务，让患者在就医过程中感受到家人般的关怀和温暖。爱心陪诊服务主要是为有需要的人群如没有家人陪伴的老年人、行动不便的残障人士、孕产妇、未成年人等免费提供全程陪诊服务。在挂号缴费、诊疗指引、就医指导、检查预约、用药指导、办理入院等环节，全流程陪同，避免就诊患者"多跑路、绕弯路"，让人文关怀渗透到患者就诊的每一个环节，做好每一件关乎患者的小事、实事。自服务项目推出以来，受到了百姓的好评。

一、案例简介

　　在当今人口老龄化趋势大大加深、现代医疗智慧化快速发展的情况下，老年医疗服务需求进一步加大。但是，老年人由于认知功能不断下降、就医时子女无法陪伴在身边等多方面原因，面对智能挂号、自助缴费机、自助取药等的使用鸿沟不断扩大。如何提升老年人的就医体验，保障他们的医疗需求，成了一个亟待解决的问题。奉城医院对1000名60岁以上老年患者进行了大量的问询调查，调查结果显示开展爱心陪诊很有必要。

1. 人口老龄化催生陪诊需求

上海市已进入老年化社会，庞大的老年人群体催生巨人的就诊和陪诊需求。本次调查显示，51.4% 的就医患者认为自己在无法独立就医的情况下会选择陪诊服务，40.2% 的就医患者因家人工作太忙，难请假或请假成本太高会选择陪诊服务。

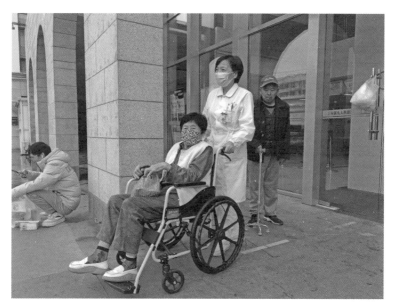

"医路陪伴"——完成就诊后等候患者家属中

2. 医疗资源不均衡扩大陪诊需求

上海医疗资源发展仍不够平衡，优质医疗资源相对集中的三甲医院主要集中在上海市中心，奉贤区目前没有三级甲等综合性医院。随着人民群众收入增加，人们对医疗服务需求标准也逐步提高，广大患者渴望拥有更加良好的就医条件。本次调查结果显示，75.4% 的主要服务来自于奉贤东部地区老年患者。

3. 医疗分工细化需要专业化陪诊服务

医疗科室的分工精细化是医院管理中的一个重要方面，它有助于提升医疗服务的质量和效率。医疗分工细化的同时，庞大冗杂的医院分工也为就医对象带来困扰。调查结果显示，接近七成的就医患者不会使用自助挂号缴费机，32.1% 的就医患者每次就诊花费时间一个小时以上，28.3% 的就医患者遇到找不到想去的诊室或检查地点的问题。就医过程的日益复杂提升了就医患者对陪诊服务的需求。在此背景下，奉城医院"医路陪伴"服务项目应运而生。该项目以细致入微的陪诊服务，从多个方面解决了高龄患者就医的难题，赢得了广大患者的赞誉。

二、主要做法

1. 高效就医，全程陪伴

针对老年患者就医难的问题，奉城医院"医路陪伴"项目推出了免费陪诊服务。在医院实践中，陪诊人员主动为前来就医的老年人提供全程陪伴，从挂号就诊到排队检查，到就诊后拿药，到办理入院手续，每一个环节都有专人陪同。

2. 温馨档案，精准服务

党员志愿者还为前来就诊的孤寡老人建立起"需求档案"。详细记录了他们的健康状况、就医需求，针对每位老人的具体情况制定个性化的服务方案，确保服务精准到位。

3. 建立信任，心理支持

在实践中，党员志愿者还发现独居老人有较多的心理需求。针对心理疾病患者或需要情感支持的患者，志愿者们适时提供了心理陪伴与辅导服务，陪诊人员与患者建立起信任关系，提供情感支持、心理疏导和应对策略。

4. 多方协作，共建平台

党员志愿者还和各个社区卫生服务中心联合，收集社区卫生服务中心一些慢病孤寡老人的信息，接受家庭医生的委托、转诊。积极联动，全程为社区孤寡老人提供优秀的医疗服务，提升就医体验。此项目也解决了家庭医生的后顾之忧。平安社区就转来一位需要做胃肠镜检查的高龄患者，因为没有家属陪护，胃肠镜检查一拖再拖，直到医院开展了"医路陪伴"活动，家庭医生对接了陪诊，在陪诊的帮助下，老人顺利完成了胃肠镜检查的各项准备预约，安全接受了检查。

三、工作成效

自项目启动以来，"医路陪伴"服务项目取得了显著成效，累计陪伴老人就医 136 人次，为老人办理取检查报告取药等 1200 余次，拨打爱心电话 100 余次。这些数字背后，都是大量老年人得到帮助和关爱的真实故事。项目还将积极探索"互联网＋医疗"服务模式，利用科技手段提升服务效率和质量，让老年人享受到更加便捷、高效的医疗服务。

四、经验启示

爱心陪诊服务是医院优质服务的探索和延伸，是改善就诊流程过程中推出的更具有"人情味"的活动之一。以患者为中心，把"患者满意最大化"作为医院发展战略的核心，开展"亲情医疗服务"专项行动，为患者提供全链条、立体化诊疗服务，将爱心服务落实在就医流程的各个环节，让患者感受到家一般的温馨，改善就医感受，提升患者就医体验。

医务陪诊，提供一站式就医服务

上海市静安区曹家渡街道社区卫生服务中心

随着人们对卫生健康的需求日益增长，加强卫生健康文化建设对于促进社会和谐发展具有重要意义，曹家渡街道社区卫生服务中心积极改善医疗文明服务，推出了"医务陪诊，提供一站式就医服务"，以提升医疗服务的文明程度和质量。

"您好，请问有什么能帮助您的吗？"近期，家住曹家渡街道的顾阿姨在家时不小心摔了一跤，独自来到社区医院就诊。门诊的陪诊人员见状后，立马扶着顾阿姨到一旁的沙发上休息，随后细心地为她准备了轮椅，并全程陪伴顾阿姨就诊。

曹家渡街道 60 岁以上老年人占人口总数的 22%，80 岁以上高龄老人占人口总数的 4.55%，老龄化程度较高，社区就诊人群以老年人为主，而子女面临着工作和家庭的双重压力，常常不能陪伴父母就医，同时随着医疗机构数字化转型的逐步深入，就医模式也在悄然发生变化，手机预约、查询报告等操作对于老年人存在一定的使用门槛，因此陪诊服务成为了患者就诊过程中不可或缺的一部分。

为了进一步改善医疗服务行为，更好地为社区患者服务，提高他们就医的体验感和满意度，曹家渡街道社区卫生服务中心在 2023 年上半年成立了由 8 位护理人员、1 位管理人员、2 位导诊、2 位社区志愿者组成的陪诊团队，服务对象包括高龄老人、残疾人、视听障碍以及外地来沪等人群，服务方式为按需进行一对一陪诊服务，陪诊内容包括分诊、挂号、引导至诊室、化验检查治疗陪同及报告打印、付费、取药等过程。

全流程的陪诊服务区别于传统的志愿服务，医务陪诊可提供更专业、更系统的帮助。陪诊员会按病人实际情况，提前规划就医流程，保确各科诊疗的连贯性，免去反复沟通病情或描述遗漏的情况。如此一来，不仅提高了就诊效率又能提升就诊体验。在陪诊的过程中，陪诊人员还可以为病人解读检验报告单，及时解答患者的疑问，为患者提供强有力的支持和安慰，在开展健康宣教指导和心理辅导的同时也确保了他们就医的安全性。通过专业的医疗陪诊服务，既可满足个性化就诊新需求，又能有效解决患者的实际困难，实现为民服务能效升级，把患者的"烦心事"变成"舒心事"。

为了推广陪诊服务，让更多的社区居民享受这项服务，我们将陪诊时的温馨画面拍成了"小曹说"小视频，在公众号上播放，让更多的患者可以享受到这一项服务。通过主动服务、精准服务、高效服务，真正体现为民服务零距离。事不在小，关键在办，贵在坚持！未来，我们还将充分利用新技术、新理念，不断提升医疗服务舒适化、智慧化、数字化水平，以高品质的细节服务，进一步增强社区患者的就医获得感、幸福感和安全感，打造具有"人情味"的"接地气"的基层医疗机构。

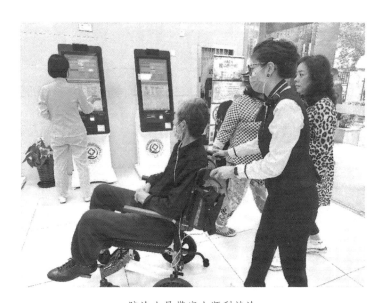

陪诊人员带病人顺利就诊

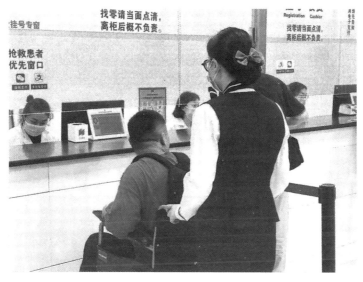

陪诊服务让外地来沪病人顺利就诊

方寸之亭解市民之忧

——"悦心亭"打通心理健康服务的最后一公里

上海市普陀区精神卫生中心

随着我国经济社会快速发展、市民的生活节奏加快、竞争压力增大，心理健康问题被越来越多的人关注。2023 年 2 月 23 日发布的《中国国民心理健康发展报告（2021—2022）》显示，我国成年人抑郁风险检出率为 10.6%，心理健康已然成为影响经济社会发展的重大公共卫生问题和社会问题。

普陀区现有区属二级以上公立的综合性医院 4 家，开设心理门诊的仅 2 家，医疗资源可及性需求迫切。为更好弥补这一短板，在区卫生健康委的指导下，普陀区精神卫生中心结合公共卫生体系建设三年行动计划和"十四五"规划纲要的部署，通过大量走访和调研，总结了市民心理健康需求高与隐私顾虑多的矛盾点，聚焦"专业团队供给性不足""资源整合度不高""服务便捷性不够"等突出问题，原创设计开发出"悦心亭"心理健康服务平台。它是全市首个综合心理健康服务平台。

一、方寸之亭，定制家门口的"心理顾问"

"悦心亭"是一个拥有独立空间的心理健康服务亭，借鉴"朗读亭""唱歌亭"等线下互联网互动模式，集健康科普、量表筛查、心理舒缓、线上咨询、预约就诊等多功能为一体，极大地满足了市民对心理健康的需求。

1. 1.0 试点，填补健康需求的"空白点"。2021 年 10 月"悦心亭"在长征镇和曹杨社区卫生服务中心试点启用，经过对使用 1 年的数据进行总结分析，为"悦心亭"布点推广提供有力依据。

2. **2.0 覆盖，打通医疗服务"最后一公里"**。试点成功后，医院加大"悦心亭"投放的辐射范围，于 2023 年 2 月实现辖区内 10 个街镇的全覆盖投放，每个街镇都有一个家门口的"心理顾问"。此外，结合数据分析中职场人群需求占比较大的现象，"悦心亭"更有针对性地进入医疗机构、学校和企事业单位，为职场人群打通心理健康服务的"最后一公里"。

3. **3.0 升级，赋能心理健康"15 分钟服务圈"**。全覆盖布点后，结合多方使用数据分析，医院在功能叠加、服务提升等方面对"悦心亭"进行全面升级。一是注入更多科技元素，新增"AI 人机对话"功能，不断提升市民使用的体验感和互动感；二是聚焦职场人群，设计开发"心理 CT"功能，以满足市民对心理健康筛查和预防的需求；三是新增了"一键拨打心理援助热线"功能，可以一键拨打 962525 心理热线；四是开发不同场景下，针对性更强的"个性化功能定制"功能，使服务效能价值更大化，为"15 分钟心理健康服务圈"助力赋能。

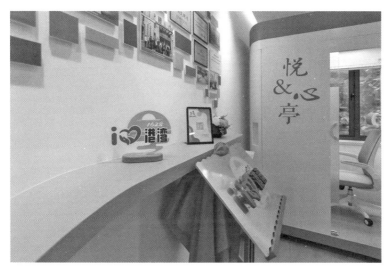

2023 年 9 月与普陀区疾控合作开展"1628i 心联盟"项目，"悦心亭"进驻

二、持续优化，探索心病治愈的"新模式"

作为全市首个原创的综合心理健康服务平台，"悦心亭"从试点启用至今，围绕市民需求聚焦功能和形式的探索，经历了布点推广和功能的迭代升级，在服务广度、深度上下功夫，探索一套可复制、可推广、有实效的心病治愈"新模式"。

1. **线上线下交互，搭建心理体系的"微网格"**。"悦心亭"的启用，不仅解决了市民对隐私保护的重重顾虑，同时也弥补了心理专业团队供给性不足等突出问题，聚焦"互联网+"的功能升级，通过线上（悦心亭+心理援助热线）线下（医疗机构）相结合的形式，逐步完善全区心理健康服务的网格化部署。

2. **流动点位补漏，构建心理服务的"全链条"**。为更好地把心理服务送到群众身边，针对需求人员聚集性和流动性的特点，"悦心亭"根据不同行业、不同人群的需求设置"流动点位"，打破数字隔膜，打破行业壁垒，分阶段、成系列地走进楼宇、走进企业，打造全人群、全生命周期的"服务圈"，建立心理健康促进的"全链条"。

3. **多方聚力协作，筑牢心理防御的"闭环圈"**。作为普陀区第六轮公共卫生体系建设三年行动计划持续推进的重点项目之一，"悦心亭"不仅是心理健康促进的重要载体，更是改善患者就医体验、提升市民获得感的重要举措。在项目推进过程中，医院还通过与教育、街镇、企事业单位等多部门协作，逐步实现"悦心亭"个性化、网格化推广，持续推进普陀区心理健康服务体系建设的不断完善。

三、复制推广，推动心理健康的社会认知

"悦心亭"的启用取得良好的社会反响，先后获得上海电视台综合频道《新闻坊》、上海电视台都市频道《老好的生活》《学习强国》《解放日报》

《劳动报》《文汇报》等新闻媒体深度专题报道。该项目也先后获得市职工先进操作法创新奖、市心理健康促进优秀案例三等奖，线上问诊系统也获得了计算机软件应用的著作权，实用新型专利等荣誉，得到行业专家的认可和好评。目前，该项目的成功经验也被本市多个区县学习借鉴。

告别"塑料袋＋胶片"，上线"电子胶片"

——记中山医院青浦分院便民创新服务举措

复旦大学附属中山医院青浦分院

一、案例简介

为改善患者就医体验开辟新路径，提升医疗服务质量，提高群众满意度，中山医院青浦分院引入"电子胶片"系统，以实现影像资料的数字化存储和便捷共享。

二、主要做法

（一）组织分解任务。聚焦"电子胶片"系统上线工作中的重点难点问题，医院组织信息中心和影像相关部门切切实实从患者角度出发，明确各部门和负责人员的职责和任务，进行流程设计和技术攻关。

（二）加大技术投入。对医院信息系统进行升级改造，并与区影像云平台进行对接，确保其能够支持"电子胶片"的生成、存储和传输。在方案设计之初，细化每一个环节，考虑同步建立完善的数据安全保障体系，防止患者影像资料泄露。

（三）强化培训宣传。组织技术人员进行培训，熟悉电子胶片的操作流程和使用方法。通过微信公众号、宣传栏等多种渠道，向患者宣传电子胶片的优势和使用方法，提高患者知晓率和接受度。

三、工作成效

实现"电子胶片"系统的上线，是医疗文明服务的一种创新举措，可以满足患者日益增长的医疗需求，得到临床医生的充分肯定。

（一）提高医疗效率。医生可以在电脑上直接查阅患者的电子胶片，无需等待胶片的打印和传递，单次缩短诊断时间至少 2 小时。同时，电子胶片的图像质量更高，能够为医生提供更清晰、更准确的诊断依据，提高了诊断的准确性。

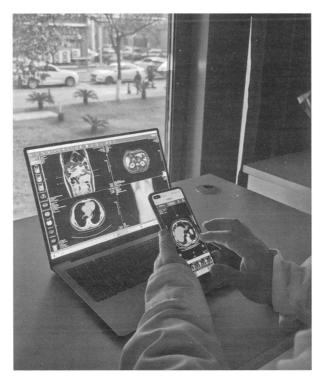

医生手机端调阅的图像与电脑端保持一致

（二）改善患者体验。患者不再需要携带幅面大的胶片，只需一部手机就能随时随地查看自己的影像资料。此外，电子胶片的保存时间更长，患者不用担心胶片丢失或损坏。

（三）节约医疗资源。电子胶片的应用减少了胶片的生产和使用，降低了医院的运营成本。同时，也减少了对环境的污染，实现了绿色环保功能。

（四）促进医疗协同。电子胶片的共享功能还能将影像报告分享给他人，分享链接的有效时间为 12 小时，这为远程医疗、医联体合作提供了便利，促进了优质医疗资源的下沉和共享，提高了区域间的医疗服务水平。

四、经验启示

中山医院青浦分院"电子胶片"系统上线的成功实践，为其他医疗机构推进信息化建设提供了宝贵的经验和启示。

（一）思想引领是关键。深入践行人民城市发展理念，贯彻习近平文化思想，将其作为行动指南，能够为工作指明方向，激发创新活力，推动医疗服务的高质量发展。

（二）组织和宣传保障是基础。成立强有力的工作领导小组，明确职责分工，加强协调配合，能够确保各项工作落到实处，同时加强对医护人员和患者的培训宣传，提高了对新举措的认知和接受度，能够促进工作顺利开展。

（三）技术支持是支撑。加大对信息化建设的投入，不断提升技术水平，确保信息系统的稳定性和安全性，是实现医疗服务数字化的重要保障。

（四）持续改进是动力。在工作推进过程中，不断总结经验教训，发现问题及时解决，持续优化服务流程和工作机制，以适应不断变化的医疗需求。

海派中医文化传播

讲好中国故事 创新中医药文化的国际表达

上海中医药大学

为讲好中国故事，推动中华文化更好走向世界，充分发挥海派中医药文化在助力上海建设习近平文化思想最佳实践地的独特作用，上海中医药大学努力担当中医药文化国际表达的"策源地"和"引领者"。

一、坚持系统观念，建构中医药文化国际传播多维平台

1. 推动国际期刊成为全球中医药人文学术领域的展示窗口

《中医药文化》英文刊于 2018 年创刊，是上海中医药大学、中华中医药学会联合主办的全英文期刊。目前，该期刊已经被 Scopu 等多个海内外知名数据库收录，设有双语微信公众号和多个海外社交媒体官方账号。期刊打造高端学者系列讲座及《中医药文化》学术工作坊，邀请耶鲁大学、剑桥大学、约翰斯·霍普金斯大学等高校全球 30 个国家的学者参与，初步构建全球中医药人文学术共同体。

2. 依托国际组织搭建国际传统医学领域的合作对话平台

自 2009 年起，学校先后承担了国际标准化组织／中医药技术委员会秘书处、世界卫生组织传统医学国际疾病分类项目、世中联标准化建设委员会国际标准相关工作。目前已管理发布 ISO 中医药国际标准 100 多项，拥有来自全球五大洲 45 个成员体，逾千名全球注册专家，同时还完成了世界卫生组织《国际疾病分类第十一次修订本（ICD-11）》传统医学章节和《WHO 中医

药术语国际标准》的编制。学校掌握中医药国际标准话语权，深化国际机构之间的合作与交流，成为中医药文化在国际传统医学领域中的重要合作对话平台。

3. 运用国际会议扩大国际医学教育科研领域"朋友圈"

学校定期举办国际针灸培训班、上海暑期学校（中医药项目）、"一带一路"沿线国家医学高端人士中医药研习项目等各类国际交流培训项目，持续扩大知华友华的国际舆论"朋友圈"。

4. 促进海外中医药中心成为"一带一路"的文化交流使者

学校已在马耳他、泰国、摩洛哥、毛里求斯、荷兰、英国、捷克建立了7家海外中医药中心。在世界卫生组织指导下成立的上海中医药大学太极健康中心目前在海外建有希腊、西班牙2家海外分中心和1家实践基地。2023年，学校与希腊西阿提卡大学合办的中医药特色孔子学院正式揭牌运营。这些海外中医药教育、科研、医疗、健康服务的多维平台，已成为共建"一带一路"中医药领域国际合作的亮丽名片。

5. 借助海外媒体平台开辟中医药现代叙事的发声渠道

学校与中央电视台法语频道推出四位留学生故事，与新华社推出三集"中国 vlog/ 外国人的中医梦"，海内外浏览量超过 500 万。讲述留学生眼中的上海故事，制作形成多个短视频，与国际在线（上海频道）平台合作，翻译成多个语种，面向多个国家进行海外传播。

二、坚持守正创新，丰富中医药文化国际传播内容供给

1. 开发满足海外需求的中医药国际课程

学校设计开发了全英文专业精品课程 20 门，中医药文化特色国际课程10 门，多语种中医药国际慕课课程 20 门。有 9 门全英语课程纳入教育部爱课程平台，为全世界学子提供优质在线课程资源和学习指导服务。学校与法国里昂第一大学东部医学院合作开设中医气功健康防病选修课，成为首门进入法国高校课程体系的中医课程。在马耳他大学理疗系开设的中医药技术与

现代理疗课程，立足马耳他向欧洲更多国家辐射传播中医药文化知识。

2. 推动多语种图书在海外出版发行

学校出版中英双语的《中华传统经典养生术》系列丛书，作为海外太极健康中心推广中医药文化的有效载体受到海外的友人和华人华侨欢迎。2023年，该丛书希腊语版出版发行，目前正在计划发行西班牙语版。《世界传统医学历史现状与未来》系列丛书出版，海外版面向全球发行。

3. 制作引发人类健康话题共鸣的短视频

学校制作《二十四节气太极健康系列功法》短视频，以中、英、日三语版本通过东方网海外频道推出24期，年点击量达百万余次。正式出版发行的《闻香识本草》双语科普短视频，让世界各地的中医爱好者足不出户掌握更多健康科普知识。

4. 推出具有文博底蕴的线上线下展览

上海中医药博物馆作为我国第一家医学史博物馆，已在美国、英国、法国等13个国家举办中医药养生文化主题展、讲座和互动体验活动。目前已推出线上　体化的新形态主题展——中医药文化海外云展览，提供中英双语版本，已建成五个专题展，上线藏品400余件，兼顾互动体验和操作便利。

三、坚持胸怀天下，培养中医药文化国际传播多元主体

1. 全力提升对外教育教学骨干教师国际传播能力

学校注重培养"中医教育国际+"的卓越教师，2023年，派出9位教师和科研人员赴英国剑桥大学进行学术交流。搭建全英语慕课点播平台，发挥全英语教学的辐射作用。搭建中医术语在线平台，为中医药全英语教学与翻译提供支撑。

2. 着力培养外向型复合型中医药翻译人才

学校外语中心着力探索具有国际视野的中医药复合人才的培养路径。着重培养中医翻译硕士研究生的跨文化交际能力和中医药对外传播能力。在全国高校学生跨文化能力大赛中，多名学子斩获一、二等奖。

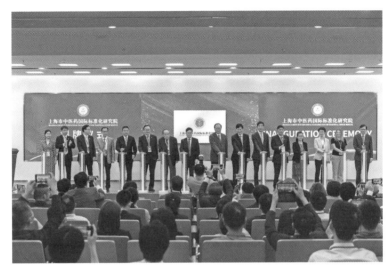

2023 年 6 月 5 日，国际标准化组织中医药技术委员会（ISOTC 249）第十三次全体成员大会开幕式暨上海市中医药国际标准化研究院揭牌仪式举行

3. 优选孵化留学生担任跨文化传播骨干

学校国际学历生人数位列市属高校和全国中医药院校前列，"一带一路"沿线国家生源占比 75%。学校优选孵化知华友华留学生代表担任跨文化传播主体，运用客观真实、贴近生活的"他"叙事方式，展示中国美食、中医药、城市生活等文化元素，更易形成海外共鸣。

熏中药、挂香囊、促健康，传播中医康养文化

华东医院

在浩瀚的中华传统文化长河中，端午节以其独特的习俗和深厚的文化底蕴，成为连接古今、传承文明的重要纽带。其中，香囊作为端午节最具静态美与温馨气息的传统习俗之一，不仅承载着人们辟邪祛病、消灾延寿的美好愿望，更是中医康养文化的重要载体。华东医院的"端午节（熏中药、挂香袋习俗）"作为上海市第三批非物质文化遗产代表性项目，其传承成果在社会产生了深远影响。每年端午节前后医院领导也深入干保病房和市民老年病房向患者赠送香囊，在社区建立了该非遗项目科普和传承研究分中心，社区居民可以动手参与制作香袋，沉浸式体验中医药非遗文化。华东医院积极投身于"熏中药、挂香囊"海派中医文化的保护与传承之中，致力于将这份古老的智慧与现代健康理念相融合，为人民群众的健康福祉贡献力量。

一、香囊文化的历史渊源与科学价值

香囊又叫香袋、香包、香缨、佩帏、香荷包，古而有之。屈原《离骚》中有"扈江离与辟芷兮，纫秋兰以为佩"之句，意为把装满江离、辟芷、秋兰等香草的香囊佩带在身上。香包常用的是具有芳香开窍的中草药，如芳香化湿驱瘟的苍术、山奈、白芷、菖蒲、麝香、苏合香、冰片、牛黄、川芎、香附、辛夷等药，均属较强的挥发性植物，可具有清香、驱虫、避瘟、防病的功能。在现代科学研究中，香囊的防病作用得到了进一步验证，佩戴中药

香囊能预防一些呼吸道传染病发生，有学者认为香袋内药物散发芳香气味在胸前形成吸入中药气体小环境，吸入芳香中草药香味，能抑制病原。

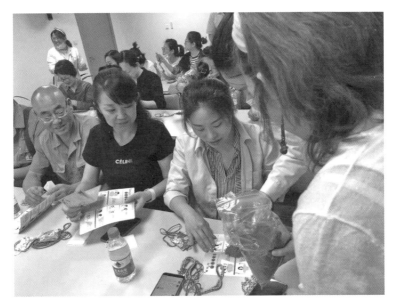

华东医院——海派中医文化传播

二、华东医院的创新实践与传承成果

华东医院，作为中医药文化传承的重要阵地，20 世纪 70 年代文汇报发内参，中央首长叶剑英亲自试用苍术艾叶消毒香后，请中央卫生部科研司来华东医院考察并带回消毒香进行实验，实验效果与上海相仿，因此华东医院荣获上海市重大科技成果奖并拍摄科教电影和电视片进行宣传。近年来，医院不仅成功研制出多款具有独特功效的香囊产品，还通过科普宣传、社区教育、学术交流等多种方式，将香囊文化广泛传播至社会各界。

1. 党建为魂，引领香囊文化的传承方向："熏中药，挂香囊"海派中医文化作为中华优秀传统文化的重要组成部分，其传承与发展不仅关乎文化自信，更关乎民族精神的弘扬。在党建引领下，我们开展了一系列丰富多彩的文化传承与创新实践活动。通过组织党员学习香囊文化的历史渊源、制作工艺及健康功效，增强党员的文化自觉和文化自信，推动党员成为香囊文化传承的先锋模范。华东医院不断优化传承学术团队，加强青年人才的培养与引进，形成了老中青相结合的传承梯队，为香囊文化的持续传承注入了新鲜血液。

2. **创新为翼，焕发香囊文化的时代活力**：早在上世纪 70 年代率先进行了研究，发现端午节驱邪避疫的众多药物，苍术是主要杀灭、抑制细菌和病毒药物。华东医院在香囊的研制过程中，注重科学研究与技术创新，成功申请并授权了多项外观专利。医院还发表了多篇科普论文，深入阐述香囊的防病机理与科学价值，为香囊文化的传承与发展提供了坚实的理论基础。华东医院的香囊传承工作得到了社会各界的广泛认可与高度评价。

3. **文化为基，构建香囊文化的传承体系**：医院在长宁区虹桥、周家桥社区建立了科普与传承研究分中心，定期举办香囊制作培训班、科普讲座等活动，让居民亲身体验香囊制作的乐趣，感受中医康养文化的魅力。探索国内本项目宣传和交流，传承组在西藏日喀则人民医院设立日喀则地区本项目的科普和传承研究分中心，采用日喀则－上海市双向视频传播的方式，将开幕式和本项目的西藏日喀则地区科普和研究分中心的向当地藏民赠香袋仪式直播，同时也向我院援建单位贵州省赤水人民医院进行了直播，三地收看学员近 600 人。同时，医院还积极探索国际交流，在上海旅游产业博览会主题馆内展示，将自制香袋作为礼品赠予参会嘉宾，将香囊文化传播至广大群众中。

传承海派中医文化，打造上海医疗品牌

上海中医药大学附属岳阳中西医结合医院

上海中医药大学附属岳阳中西医结合医院是全国文明单位、全国医院文化建设先进单位，还先后入选国家中医临床研究基地、国家中医药传承创新中心、国家区域医疗中心输出医院、国家中西医协同"旗舰"医院试点项目建设单位和国家医学中心（中医）辅导类创建单位，蝉联五届全国三级公立中西医结合医院绩效考核第一名。医院始终高度重视海派中医药文化建设及传播工作，充分发挥全国科普基地和上海市中医药文化宣传教育基地的优势，打造适合群众、宣传媒体、医务人员的多元化海派中医药文化传播体系，使大众广泛了解海派中医药文化的发展历程；塑造岳阳品牌，全面展示医院传承和发扬海派中医药文化的成果；搭建与全国、全世界交流和沟通的平台与窗口，进一步弘扬与传播海派中医药文化，推动中医药事业的高质量发展，展现文化自信。

一、中医养生、共享健康，公益养生节造福百姓

为满足群众日益增长的健康文化需求，不断提高广大市民的健康素养，岳阳医院积极助力健康中国建设，连续十九年开展以"中医养生、共享健康"为主题的中医养生节，养生节也以其"公益性、科学性、普及性"受到群众的普遍欢迎和好评，受惠群众逾 20 万人次。近年来，岳阳医院在不断加强海派中医药文化传播力度的同时，积极做深做实医疗惠民，将养生节开

到江苏、浙江等长三角地区，向更多的市民传播科学的中医养生和冬令进补知识，让越来越多的长三角百姓足不出户便可享受上海的优质中医资源和医疗服务，高质量助力打造长三角医疗一体化新格局。

作为海派中医药文化代表的"岳阳膏方"已成为沪上中医养生的一张靓丽名片。岳阳医院始终保持自制膏方的传统，是上海乃至全国规模最大、自制加工能力最强的医院。

二、现代针刺麻醉，让中国原创走向世界

针刺麻醉是中国现代中医学史上最具原创性的医学研究领域之一，它将古老的针刺技术与现代的麻醉技术在外科领域进行完美结合，被世界卫生组织认可为中国医学科学研究五项重大成果之一，是中西医结合的典范。

在上海市卫健委、市中医药管理局和上海中医药大学的领导和支持下，由岳阳医院院长周嘉带领的上海现代针刺麻醉团队已成功开展了数万例各类针刺麻醉手术。团队重新确定了现代针刺麻醉的优势病种，明确围手术期临床路径，制定了临床应用规范和手术指南，使上海的针刺麻醉成为全国开展针刺麻醉临床实践的排头兵，成为全国最大的针刺麻醉临床基地，并通过在全国各省市建立针刺麻醉"种子"医院，在全国范围内复制推广岳阳医院的现代针刺麻醉 MDT 团队运行机制模式。

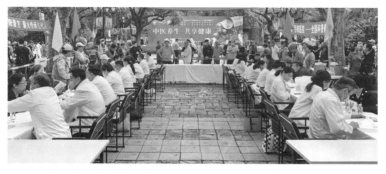

中医养生节科普义诊、传播海派中医文化和冬令进补知识

周嘉团队领衔的"针刺麻醉临床应用及研究"被列为上海中西医结合工作70年特色和优势的四项探索中西医研究新模式之一，获评全国改善医疗服务最具示范案例，团队先后获中国针灸学会科学技术奖一等奖、中国中西医结合学会科学技术奖三等奖、中国医院协会医院科技创新奖技术进步奖、上海中西医结合科学技术奖一等奖、上海市科学技术普及奖二等奖等。近年来被人民日报、光明日报、新华社、CCTV、英国BBC、法国及德国国家电视台等国内外主流媒体1300余次报道。

三、中国－毛里求斯中医药中心，闪耀非洲大地的耀眼明珠

为高质量助力"一带一路"建设，在上海中医药大学的指导下，由岳阳医院承建的国家中医药管理局国际合作项目中国－毛里求斯中医药中心于2019年12月正式开张，成为非洲第一个中医中心。开业四年多来，中心积极发挥中医药的特色和优势，开展中医药诊疗和中医药教育培训，传播海派中医药文化，弘扬了国粹，也造福了毛里求斯的广大民众。岳阳医院敢为人先，制定"针灸推拿＋中医内科"的创新模式，先后选派多位针灸推拿、中医内科专家，牵手上海著名老字号药企蔡同德堂，一举打破了"中草药难以走出国门"的瓶颈，弘扬国粹，助力中医文化自信，开创了上海中医药"走出去"的又一新模式，坚定中医文化自信，推动中医药走向世界，受到毛里求斯时任总统点赞，获评"新时代健康上海典型案例之示范案例"。

未来，岳阳医院仍将不断积极探索与创新海派中医药文化传播的新方式、新理念，打造更多利民惠民的"岳阳品牌""上海品牌"，为助力健康上海、健康中国建设，为人民群众提供更好的健康保障服务作出更大贡献。

开设上海首批健康养生类市民夜校课程，构建海派中医健康文化服务阵地

上海中医药大学附属曙光医院

"社会大美育"是上海市文化和旅游局贯彻落实党的二十大精神，坚持人民城市建设理念，创新文化惠民工程，提升城市文化软实力的重要举措。曙光医院开设的首批中医健康养生类课程在市民艺术夜校开班，首次将中医药非物质文化遗产带进市民夜校的课堂，推动中医药文化贴近百姓、贴近生活，助力城市打造中华优秀传统文化传播示范高地。

在首批中医健康促进类市民艺术夜校春季班课程中，曙光医院瞄准市民朋友常见健康问题的急切需要和实际需求，打通健康服务痛点，设置有针对颈椎、腰椎等办公室毛病的伤科、有助力儿童健康成长的儿科，以及医院里常常人满为患的多个热门科室。课程设置符合当前人们的健康需求，得到了市民朋友们的广泛关注，各门课程均在 20 秒内被秒光报名名额，《石氏伤科——强筋健骨保健康》作为新增课程，更是 5 秒就被抢光，充分显示了市民朋友对中医健康养生课程的迫切需求。

作为全国知名的百年老院，曙光医院不仅是海派中医文化的发源地，更是中医药非物质文化遗产保护和传承的重要基地。医院始终致力于将中医药的博大精深与现代生活紧密结合，让更多人了解并受益于这一古老而充满活力的医学体系。本次课程涵盖了国家级非遗项目石氏伤科、丁氏推拿，上海市非遗项目徐氏儿科以及院级特色学科海派庞氏妇科。《石氏伤科－强筋健骨保健康》《让中医全方位呵护女性身体健康》《曙光儿科－为孩子护航》三

门中医健促课程由 28 位临床专家团队带来 36 节科学实用、趣味横生的中医健康养生科普课。授课团队由全国科普讲师团成员、上海市名中医等知名中医专家领衔,带来最权威的中医知识与实践经验。课程不仅促进了中医药文化传承发展,也吸引和圈粉现在的 80 后、90 后年轻群体,让他们成为中医药文化的传播者和实践者。

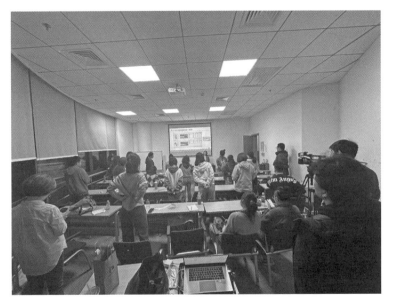

曙光医院石氏伤科主任医师赵咏芳带领市民练习中医养生功法

国家级非遗中医药文化护佑市民筋骨健康

在《石氏伤科 - 强筋健骨保健康》课程中,"拯救颈椎、肩周保养、保护腰椎、珍膝当下、科学增肌、科学补钙"等课程选题契合市民健康实际需求。授课专家们根据学员年龄差异、文化程度、知识背景、兴趣喜好不同,采用各具特色的表现手法和形式,针对当下常见的颈椎、腰椎、关节和肢体筋骨系统健康问题,讲解了日常健康维护和常见损伤的预防方法。作为国家级非物质文化遗产,石氏伤科专家团队以简单易懂的方式将神秘的非遗中医文化传递给大众。学员们纷纷表示,在课堂上纠正了错误的认知,学到了健康知识，受益匪浅。

上海市非遗徐氏儿科助力儿童健康成长

作为上海市的非物质文化遗产，曙光医院"徐氏儿科"专家团队面向重点需求人群，开展以儿童健康成长为主题的中医药文化传播课程，为学员们带来了"预防呼吸道传染病、儿童哮喘、腹泻、警惕儿童性早熟、儿童过敏性鼻炎、抽动症与多动症、儿童春季养生、小儿便秘、腺体肥大、儿童食疗、学龄期儿童心理干预"等12门儿童保健课程。教学课程中科普讲座、案例分析、现场讨论、经验分享等多种形式相结合，直击父母育儿难题，注重实用性，强调预防和日常调护，用通俗易懂的语言和形式为学员科普了简单、实用、有效的家庭干预对策和方法，帮助学员在养育孩子的道路上一起"打怪升级"。同时，为贯彻落实党的二十大关于《"十四五"中医药发展规划》和《"十四五"中医药文化弘扬工程实施方案》的精神，推动中医药文化走进基层，普及中医药知识，增强文化自信。医院依托党建引领，积极开展"中医药文化进校园"活动，充分发挥中医药特色优势，以中小学生喜闻乐见的形式将中医药传统文化带到青少年身边，身体力行传承中医药文化，厚植中医药振兴发展的文化土壤，将中医药文化传播点面结合，依托实体阵地推广辐射。

中医药全方位呵护女性身体健康

《让中医全方位呵护女性身体健康》作为唯一一门仅面向女性学员开班的中医养生类课程，由曙光医院妇产科和推拿科的11位临床医生倾力打造。课程内容涵盖了卵巢保养、妇科肿瘤防治、痛经调治、体质辨识、肥胖对女性健康的影响、备孕指南、女性自我保健手法、女性形体之美、颈腰痛的识别等，紧扣当代女性健康需要，通过量表检测、模型展示、现场手法体验、养生茶饮品尝等，帮助女性习得健康知识，养成正确的健康习惯，让学员在亲身体验中学有所得。

曙光医院专家团队将人们常见亟需的颈肩腰腿不适、儿童养育难题、女性自我保健等健康问题进行深入剖析，服务对象覆盖了儿童、家长、女性以及职场年轻人群，回应实际需要，打通健康通路，传播中医药文化，助力健康素养提升。

曙光医院作为上海市民文化协会副会长单位，致力于推动中医药文化多渠道、广覆盖、多形式、全方位贴近百姓生活，让流传千年的中医药养生智慧融入千家万户，让神秘的中医药非遗文化落地。长期以来，医院联动各文化场馆，在市级平台推广和传播中医药文化，不断扩展区域辐射覆盖面，开发中医药文化传播阵地，面向全社会构建全民、全龄、全域的中医药健康促进文化体系。曙光医院开展的中医药文化传播项目吸引了来自中央电视台、光明日报、解放日报、文汇报、新闻晨报、青年报、上视新闻综合频道、上海人民广播电台、凤凰卫视、法新社、青年报等十余家媒体的专题报道。

"本草光华"沉浸式中医药文化弘扬志愿服务

上海市光华中西医结合医院

"本草光华"沉浸式中医药文化弘扬志愿服务，是在《健康中国行动（2019—2030）》《关于促进中医药传承创新发展的意见》背景下孕育的，光华医院药剂科党员和青年们在医院党建引领下，创立并独立运营，线上结合线下，开展中医药服务。线上推送科普文章、科普视频，线下进入社区、楼宇、学校，举办形式多样的科普活动，弘扬中华优秀传统文化，加强健康教育、优化健康服务，充分发挥中医药独特优势，大力普及中医养生保健知识，并为患者、医护、群众提供科学、优质、便捷的中医药志愿服务。通过创新方式将专业知识融入生活，构建了独特的中医药科普体系。

一、寓教于乐，探索中医药之美

"本草光华"团队创新性地引领学生在校园中探寻四季花卉与中药，利用生动有趣的图片、生活趣事及神话故事，使原本枯燥的专业知识变得引人入胜。通过看、摸、闻等互动方式，激发学生对中药的兴趣与热爱，实现了启蒙式教育；走进社区、楼宇、群众厨房，为老年群体居民、青年工作者送去节气养生、厨房中药及药膳方面的科普知识，同时编写社区宣传册子2份，节气药膳科普三折页7份，节气药膳视频12部，编写《厨房里的中药铺》中医药系列科普书籍。

二、团队、平台建设与课题研究并进

团队成员全员中医药背景，并由沪上名老中医指导，确保科普内容的科学性，在中医药志愿活动中，不断壮大志愿者队伍。团队不断夯实科普平台基础，与中国民族医药协会等合作共建"本草光华中医药文化科普中心"，并依托"谢东浩上海市中药专家传承工作室"，成功申报非物质文化遗产项目"瘄病蛇制剂疗法"，同时成为中华中医药学会名医名家科普工作室建设单位。在科普课题研究方面，涵盖从百姓厨房中药到中医药防疫科普等多个领域，取得了丰富的成果和社会效益。

三、沉浸式服务，打造独特中医药体验

服务模式独具特色，是上海市三甲专科医院中唯一的纯公益中药学服务平台，还以原创性、互动性、传播性为特点。科普内容贴近生活，形式生动。截止目前，已推送中医药科普文 600 余篇，原创率高达 90% 以上。通过智能客服、线上线下互动等方式，提供全方位、沉浸式的中医药服务体验，线下组织、参与中医药科普志愿活动、义诊等百余场，赢得了广泛好评。

四、齐心戮力、荣誉满载

以创新的工作方式、丰富的科普内容和社会影响力，在中医药文化弘扬与科普领域取得了丰硕成果，荣获多项荣誉。在抗击新冠疫情期间，更是为一线工作者送上了中医药"隐形防护衣"，展现了中医药的独特魅力与贡献。未来，团队将继续秉承初心，为传承与发展中医药事业贡献更多力量。

获 2020 年长宁区卫生健康系统"创新医疗服务品牌"——金牌项目

获 2020 年上海中医药大学优秀志愿者服务项目

获 2020 年长宁区总工会、长宁区医务工会第三届"凝心距离进博会、

医疗服务创一流"立功竞赛优秀团队

获 2020 年中国灾害防御协会"防疫纪念章"

获 2021 年度长宁区青年岗位建功行动优秀集体

获 2021 年度上海中医药大学 2021 年度文明服务优秀案例之一

获 2021—2022 年度上海市新时代文明实践和雷锋志愿服务的优秀项目

获长宁区新时代文明实践特色站（点）

获 2022 年健康长宁行动优秀案例

获第五届"上海医改十大创新举措"评选"提名奖"

获 2022 年度长宁区新时代文明实践志愿服务优秀志愿者项目

获 2022 年度上海市卫生健康行业共青团青年工作微信公众号影响力大赛优胜奖

获 2022 年度长宁区青年文明号

获 2023 年上海市"乐百年"杯"大极健康"药膳养生大赛最佳创意奖

获 2023 年第二届上海市医院药学服务案例大赛二等奖

获 2023 年上海市卫生健康系统"新时代　新阅读"系列读书活动"今天我是主理人"读书活动创意大赛优胜奖

获 2023 年新时代健康科普作品征集大赛一图作品优秀奖

获 2023 年首届"医学科普创新之星"优秀项目

传承杏林文化 护航居民健康

上海市宝山区罗店镇社区卫生服务中心

中医药文化作为中华优秀传统文化的重要组成部分，承载着千年的智慧与经验，是中医药学的根基与灵魂。罗店镇社区卫生服务中心以党建为引领，积极践行习近平总书记关于中医药工作的重要指示精神，弘扬中医药文化。

一、加强中医药文化在社区健康服务中的融入与实践

罗店镇社区卫生服务中心厚植中医药文化的深厚底蕴与自信，将中医药服务积极融入家庭医生工作中。开展老年人中医体质辨识，针对不同体质给予养生指导；对儿童、孕产妇和高血压、糖尿病患者等重点人群进行中医特色服务，提供情志调摄、饮食调养、起居调摄、运动保健、穴位按摩等方面的中医药保健指导，增强居民中医养生健康意识，提高生活质量。

在临床工作中，中心积极传承中医药服务能力，开设中医特色专病门诊。如中医疮疡特色专病门诊，应用中西医结合、内外治并用的方法治疗糖尿病足、褥疮等常见疮疡疾病。肾内科门诊为孟河医派叶氏肾病罗店基地负责人，运用中西医结合方法治疗各种急慢性肾脏相关疾病，取得了显著疗效。这些特色门诊的开设不仅提高了治疗效果和患者满意度，还进一步弘扬了中医药文化。

作为上海市示范性社区康复中心，中心与中冶医院建立康复专科医联

体，聘请了知名康复专家作为学科带头人，组建了由康复医师、中医师、治疗师和康复护士等 20 余人组成的专业团队，利用先进的康复设施设备和丰富的临床经验，为患者提供急慢性损伤、骨关节疾病、手术后功能康复、神经系统疾病等多种康复诊疗服务。

二、提升中医药文化在社区健康服务中的传播与影响

为了弘扬中医药文化，根据中医传统 24 节气养生法，以"小小药膳进社区，养生保健福万家"为服务宗旨，推出了中医时令养生药膳 12 方，深受居民欢迎。特别是秋冬季节滋阴润肺的佳品"五金羹"，在上海市首届膳食营养大赛中荣获药膳组全市总冠军，进一步提升了中医药文化在社区的影响力。这些药膳方不仅具有滋阴养肺、养身补气、益气补血等功效，还注重时令养生，帮助居民根据季节变化调整饮食结构，保持身体健康。

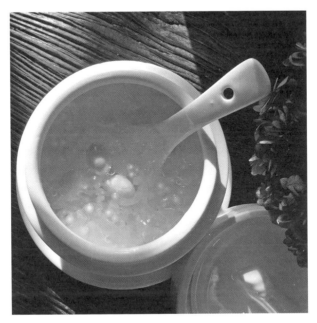

药膳"五金羹"

中心还注重中医药文化的科普教育，定期举办社区中医药保健知识讲

座，倡导"治未病"理念。通过制作中医药宣传版面、举办中医药文化展览等方式，向居民普及中医药知识，增强他们对中医药文化的认同感和信任感。这些活动不仅丰富了居民的文化生活，还促进了中医药文化的传承与发展。

三、推动中医药文化在社区健康服务中的传承与创新

经过多年的努力与实践，罗店镇社区卫生服务中心在中医药文化传承与创新方面取得了良好成效。建设首批上海市"家庭医生中医药服务示范岗"项目，褥疮专病门诊成功获批上海市中医特色专病培育项目，目前承担区科委课题《揿针联合六味地黄丸治疗肝肾亏虚型耳鸣的临床研究》。中心中医门诊已形成了初具规模的中医药综合服务区，拥有专业的医疗团队和完善的设施设备，为居民提供了更加便捷、高效的中医药服务。

展望未来，罗店镇社区卫生服务中心将继续坚定中医药文化自信，勇担使命，努力学习并发扬中医国粹，不断提升中医药防病治病和健康管理能力，创新服务模式和技术手段，为居民提供更加全面、优质的中医药服务。加强与上级医院和科研机构的合作与交流，推动中医药文化的传承发展迈上新台阶。

春风化雨佑健康，海派中医文化进校园

上海市中医文献馆

"海派中医文化进校园"是上海市中医文献馆连续 6 年打造的青少年中医药文化科普项目。它融合"中医拾趣"校园课程和"中医生活美学"美育课堂，营造立体式的中医药文化氛围，引领青少年形成对自我、社会和自然的整体认识。

一、扎根校园，开设"中医拾趣"课程

"中医拾趣"课程，每周以固定课时的形式，由中医科普专家线下进校园授课。至 2023 年底，累计授课 400 余场，线下覆盖人数超 16000 人次。播下中医种子：小学生的"中医趣味"课程，通过手触、口尝、鼻嗅、眼观等体验式教学方式，理解中医药四气五味、寒热温凉的相对性质；指导"顺时而生"的生活规律；体会"大医精诚、博爱济众"的医者仁心；在唱游中享受五音疗法在情绪上的舒缓效用。探究中医智趣：面向初高中生的"天下第一方"中医药探究课程，将中医药知识普及与基础教育拓展性课程有机衔接，使中医药文化兼具教学需求和趣味性。通过学习，掌握中医辨证思维、学会辨识体质、参与中草药炮制、树立对生命的尊重。

二、融入生活，营造"中医美学"

潮玩中医体验。研发 5 大中医主题沉浸体验："但得艾中趣""导引调神气""医传香外意""茶中有真意""澄心须静观"，将传统文化和时尚潮玩融入衣食住行。学习节气养生：在上海大世界举行"小小节气体验官"活动，在立秋节气用杆秤、绳扎等传统方法打包冬瓜薏米茶，充满仪式感。推出"趣说节气"儿童短视频，用童言童语讲述养生道理。配套大师课程：2023年举办中医大师班 8 次，中医名家与青年就"甲流的中医防治""中医与 AI"等热点面对面交流。每月第四个周六，与艺术家工作坊联合开展面向青少年的"天下第一方活字印刷"课程。每周日上午在直播平台上举办中医经典读书会。

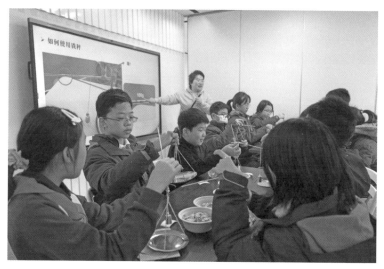

中学生在"中医拾趣"课堂上学习使用戥秤

三、守正创新，推广中医药非遗

开设非遗课堂：2023 年入选社会大美育和非遗学子行课堂单位，每周开设面向青少年的非遗讲座和体验活动。定向邀请上海中学国际部、上海大学悉尼工商学院等参加蔡氏妇科疗法的篆香体验。寒暑假开设"方氏针灸"青少年近视的中医防治体验活动 6 场。举办定向赛事：承办中医药非遗城市定向赛，38 组亲子家庭打卡 6 处黄浦区内中医药非遗保护单位。连续 6 年入选上海城市定向赛点标单位，接待超过 3000 人次体验中医药非遗。聚焦国际交流：2021 年起连续承办上海国际青少年互动友谊营的"非遗体验"活动，为来自不同国家的"洋学生"展示了具有代表性的传统医药非遗项目。

弘扬中医药文化　擦亮康德失眠康复疗愈

上海市浦东新区三林康德社区卫生服务中心

一、背景与目的

随着社会快速发展，中医药文化作为中华民族的瑰宝，其传承与发展面临着新的挑战与机遇。在网络时代的影响下，一批又一批年轻人开始对中医药文化产生浓厚兴趣。为了增强人们对中医药文化的认识与兴趣，扩大中医药宣传范围，促进中医药文化的传承与弘扬，三林康德社区卫生服务中心开展了一系列中医药相关活动，使中医药知识融入人们的日常生活，增强了人们对中医药相关文化知识的了解，更好地弘扬了中医药文化。

二、实践内容与实施过程

1.中医药进公众号：中心将中医药知识融入二十四节气，并在公众号、直播等平台进行宣传。二十四节气准确地反映了自然节律变化，在人们日常生活中发挥了极为重要的作用。在各节气日，中心在公众号平台向人们介绍一些与中医相关的饮食方面的注意事项，这利于人们积累养生知识。中医文化与节气的结合，是中华民族悠久历史文化的具体表现，也是中医文化走入寻常百姓家的有效途径。

2.中医药进志愿活动：中心志愿者服务队积极响应号召，走进社区，走进楼宇，开展了一系列志愿活动。中心志愿者服务队 2023 年 3 月底为芦恒路公交站的职工们开展了"医路向党，医心为民"为主题的义诊活动。中医全科的李医生为驾驶员们采用触诊的方式问诊，为他们进行肩颈部推拿按摩。医生们还在就诊中细致地从饮食、作息等方面向驾驶员科普疾病防治等相关知识。中医药与志愿活动的结合，为中医药文化走进基层增开了新道路。

3. 中医药进校园：中心与懿德之爱幼儿园共同携手为幼儿开展了端午节尚爱文化活动，根据大班幼儿的年龄特点，结合他们已有的生活经验，向孩子们介绍了香囊中的各种中草药，也向孩子们科普了中草药的功效及对日常生活的益处，还强调了"儿童不瘼"症状及应对方法。医生还介绍了端午节佩戴香囊习俗的起源，带领孩子们一起自制香囊，让孩子们在实践中体验传统文化节日氛围，感受中医药文化。

4. 中医药进"康复花园"：中心失眠专科依托东方医院三林医联体、浦东新区精神卫生中心、养志康复医院等上级医院专家下沉，聚焦睡眠障碍，开展"中西医结合心身康复"为特色的精神心理康复，通过多阶梯多维度融合治疗（心理治疗、物理治疗、园艺治疗、中医药技术等）睡眠障碍，助力康复个案摆脱心身疾病束缚，以全新积极心态参与工作，回归社会。中医药融入康复治疗，打开了康复新思路。

三、成果与影响

人们兴趣提升：通过一系列实践活动，人们对中医药文化的兴趣显著提升，对中医药知识有了更深入的了解和认知。

文化自信增强：中医药文化进校园项目让学生亲身体验到了中医药文化的博大精深和独特魅力，增强了他们的文化自信和民族自豪感。

社会反响热烈：一系列活动的成功实施得到了社会各界的广泛关注和好评。家长和社区居民纷纷表示，通过参与中心的中医药文化活动，对中医药文化有了更全面的认识和了解，增强对失眠疗愈的了解及相关知识推广。

文化传承有序：一系列中医药文化活动为中医药文化的传承与发展奠定了坚实的基础。通过教育引导和实践体验相结合的方式，让更多的人们了解并热爱中医药文化，为中医药事业的繁荣发展贡献力量。

四、总结与展望

中医药文化系列活动是一次成功的文化实践尝试。它不仅提升了人们对中医药文化的认识和兴趣，还促进了中医药文化的传承与弘扬。未来，中心将继续深化中医药文化进校园、进社区活动，探索更多创新性的实践方式和方法，为中医药文化的传承与发展贡献更多的智慧和力量。

天山有非遗　绝活治面瘫

上海市长宁区天山中医医院

上海市人民政府公布了第七批上海市非物质文化遗产代表性项目名录，我院针灸科的"马氏面瘫疗法"成功入选，也是长宁区首家入选市级非遗的传统医药项目。

"马氏面瘫疗法"源于清末医家马培之，作为天山中医医院面瘫外治疗法的"鼻祖"，他开创了外治疗法治疗面瘫的先河，提出"养血熄风"的治则，合古人"治风先治血，血行风自灭"之旨。

马培之（1820—1903），清代名医，字文植。江苏武进孟河镇人，孟河医派代表人物，被誉为"江南第一圣手"。其祖上自明代马院判起即世代业医，尤以内、外、喉三科兼擅著称，培之自幼随其祖父名医马省三习医16年，尽得其学；后又博采王九峰、费伯雄等医家之说，融会贯通。马培之成为马家造诣最深、医技最精、名声最大，影响最广的一代名医大家。四方求诊者，纷至沓来，门庭若市，名传千里。其医学为多学科，熔伤寒温病为一炉。马氏门生甚众，比较著名的有孟河四大家中巢、丁两家的代表人物巢渭芳与丁甘仁，清末名医邓星伯、马伯藩、贺继衡等。其强调外症不能只着眼于局部，要内外兼治。在使用古代各种丸、散、膏、丹等从内而治之外，还用刀针相结合，内外并举，具有辨证施治的整体思想，世人称其"以外科见长而由内科成名"。

马培之作为最杰出之代表，同时也是孟河医派的中坚力量，自然也在历史上留下了诸多医案行世，其中比较著名的两件医案是：其一，为翰林院编修余鉴及晚清著名学者俞樾的治病经历，使其医誉更隆，名震大江南北。其二，经江苏巡抚吴元炳推荐，于光绪六年（1880年）应诏入京为西太后（慈禧）治病。太后疾愈，遂赐御书"福"字及"务存精要"匾额各一，由此蜚声医坛，人称"徵君"。他所著的《外科医薪集》，是我国近百年来甚受欢迎的外科临床专著。他的主要著作还有《医略存真》《外科集腋》《青囊秘传》《务存精要》《纪恩录》等，又对当时广为流行、且被疡医奉为枕秘的《外科证治全生集》作评注、补充及修正，对后世影响较深。

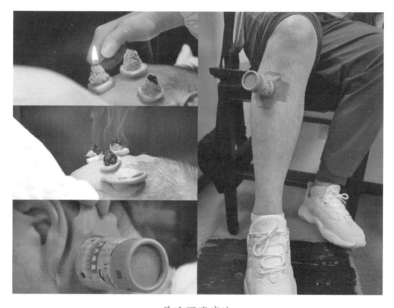

马氏面瘫疗法

马培之不仅医术高超，同时还传授了许多弟子。现在许多孟河医派再传弟子门人已成为中国现代著名中医药学家。马培之的侄子马希融、马伯藩以及马家门人继承了马派医学，都以地方名医闻世。《江苏历代医人志》载："鉴于马培之嫡系不传的特有情况，侄子马伯藩实际上成了马培之医学的唯一继承人。"

马伯藩（1865—1930）作为马培之的亲传弟子，是孟河医者的中流砥柱，他非常注重药性，对每个产地的药材、专长、配伍都了如指掌，对分量和炮制十分严苛讲究，炮制马钱子时，将浸、煮、油炸、土炒制法结合，这种独特的马钱子炮制工艺，确保马钱子活血通络功效的同时又避免了毒副作用。

马善森（1890—1942）师从叔叔马伯藩，采取马钱子穴位贴敷治疗面瘫，为面瘫外治疗法奠定了基础。马济苍（1924—2003）为马培之的曾孙，马济苍跟从父亲马善森学医，后拜上海名中医丁仲英为师习医，他选颜面手足阳明、手太阳经穴为主，用马钱子穴位贴敷治疗面瘫疗效显著。

20世纪60年代马济苍在我院开设面瘫门诊，继承马氏祖辈的学术思想，并汲取父亲传授的经验验方，疗效显著，开创了天山面瘫外治疗法的新阶段。1980—2000年间，张兴元师承马济苍，针药并用，内外合治，进一步推广了天山面瘫治疗。进入21世纪，当代传承人曹莲瑛、张伟等尊经典而不泥古，提出辨病与辨证相结合，分期论治，综合施治，在继承的基础上，又开展了中药熏药辅以闪罐治疗。扩展了天山面瘫外治疗法专病特色。马氏面瘫疗法，如今成为长宁区天山中医医院的品牌疗法，流程规范，技术成熟，可有效治疗特发性面神经麻痹所导致的周围性面瘫，缩短病程，进一步提高了痊愈率，获得了广大患者的认同。

天山中医医院的当代传承人接过了这一传承的接力棒，通过传承与创新，用面瘫非遗技艺开创了新的篇章。医院也将以"马氏面瘫疗法"成功申遗为契机，继续加强中医药非遗文化传承保护，助力非遗技艺焕发新生。未来，还将继续向广大市民推出更多中医药非遗文化体验和特色医疗服务，造福患者，让更多人了解和学习中医药知识，让中医药文化融入生活，推动中医药事业不断发展。

药食同源，寓养于膳

——海派药膳社区推广特色服务

上海市静安区宝山路街道社区卫生服务中心

"海派药膳"于 20 世纪 90 年代由上海药膳协会提出并确立，凝集着深厚的中医文化底蕴和丰富的药膳实践积累。2023 年，依托上海药膳协会坚实的工作基础和上海市中医医院专家团队的专业支撑，静安区宝山路街道社区卫生服务中心以创建上海市中医药特色示范社区卫生服务站为契机，多措并举，将"海派药膳"特色服务向社区进一步传承和推广。

一、工作基础

"海派药膳"依托深厚的中医文化底蕴和丰富的药膳实践积累，奠定了坚实的工作基础。宝山路街道社区卫生服务中心邀请上海药膳协会副秘书长、上海市中医医院朱海青副主任药师担任顾问，依托其丰富的专业背景和卓越成就为项目注入了权威性和专业性。

在朱主任的指导下，中心中医团队在上海市中医药特色示范社区卫生服务站——虹江路会铁社区卫生服务站开设"辨证施膳"治未病门诊，将"辨体质 – 辨证 – 辨病"论治和食药材相结合，注重整体，因人施膳、因病施膳、因时施膳，根据患者情况和季节时令定制个性化的中医药膳。

二、主要做法

随着老龄化进程加速，老年人对高质量生活的追求日益增长，而合理饮食是维持健康的重要环节。然而，由于缺乏专业的指导，许多老年人及其家庭在选择食物时往往陷入误区，无法达到真正的养生效果。

为此，海派药膳社区推广特色服务项目致力于解决这一问题，通过科学合理的膳食指导，帮助老年人改善饮食结构，提高生活质量。同时，项目也关注于慢性疾病患者的饮食调理，如高血压、高脂血症、冠心病、痛风、脂肪肝、亚健康状态等，提供个性化的药膳方案，以辅助治疗、促进康复。

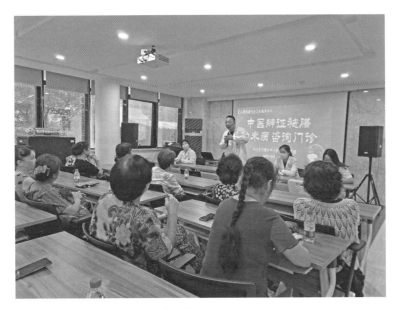

药膳·街道咨询讲座

1. 中医体质辨识：以中医"治未病"为核心理念，通过中医望、闻、问、切四诊合参与体质调查判断患者体质，结合居民生活习惯给予饮食调理指导，预防疾病。

2. 定制药膳处方：将辨证论治和食药材相结合，注重整体，因人施膳、因病施膳、因时施膳，根据居民身体情况和季节时令定制个性化的中医药膳。

3. 药膳烹制指导：指导居民如何正确利用食材和中药材，做出色、香、味、形、效俱全的药膳。

三、推广应用

1. 传播维度：通过中心微信公众号"宝山社区健康护航"科普宣传、药膳方发放、积极开展健康讲座和义诊活动等形式，增进和居民的交流，让居民知道药膳在中医药治疗和养生环节中起到的作用，帮助进一步了解自己的中医体质。

2. 实用维度：在社区、养老院、企事业单位等场所，举办中医"辨证施膳"治未病门诊，现场教授药膳制作技巧，吸引社区居民前来咨询就诊，使得家医签约服务得到深化和延伸。

3. 创新维度：中心持续以治未病、中医体质辨识为基础，整合"中医药适宜技术、养生保健服务"融入"五床联动+"、家庭医生签约服务包，送服务到社区、楼宇、养老院、家庭，赋能功能社区，提高居民的自我健康意识和健康水平。

四、取得成效

通过海派药膳社区推广特色服务项目，实现以下成果：

1. 邀请市药膳协会专家朱海青副秘书长为养老机构制定调整药膳食谱、指导四季养生，与养老机构食堂联动、针对老年人身体情况帮助指导修改日常膳食食谱。

2. 定期进社区举办药膳养生讲座，为老年人普及中医养生知识，提升公众的自我保健能力，提高中医药的影响力。

3. 开设药膳专科门诊，根据每位患者的身体状况、季节变化和个人口味偏好，提供量身定做的药膳方案。累计服务 500 余人次，受到广大患者一致好评。

中心将持续以治未病、中医体质辨识为基础，整合"中医药适宜技术、养生保健服务"融入家庭医生签约服务包，送服务到社区、楼宇、养老院、家庭，赋能功能社区，进一步提高居民的自我健康意识和健康水平，将优质基层卫生服务拓展至多维度、全人群、全生命周期。